S. Porjalali

Arbeitsbuch Zelle Organ Mensch

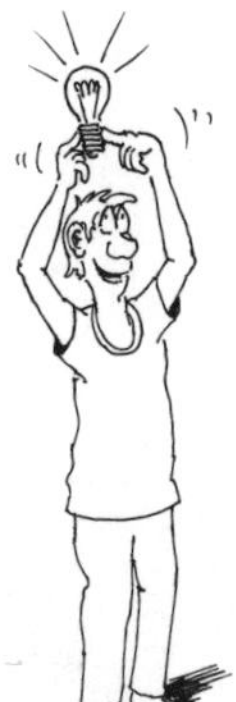

Inhaltsverzeichnis

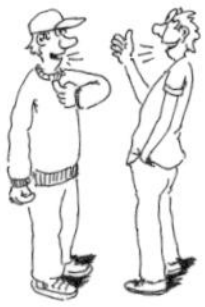

Ergänzend zum Taschenlehrbuch *Zelle Organ Mensch* (kurz ZOM) bietet das Arbeitsbuch verschiedene Aufgabentypen und Lösungen, anhand dessen die wichtigsten Stoffgebiete effektiv wiederholt werden können. Querverweise auf die betreffenden Seiten im Taschenbuch erleichtern das Lernen und gezielte Nachlesen (z.B. ZOM → S. 102).

1 Grundbegriffe und Organisation des Körpers

1.1 Achsen und Ebenen des Körpers

Bitte setzen Sie die folgenden Bezeichnungen an die richtigen Stellen in der Abbildung:

a) Horizontalachse (Transversalachse)
b) Sagittalachse
c) Vertikalachse (Longitudinalachse)
d) Frontalebene
e) Sagittalebene (Medianebene)
f) Horizontalebene (Transversalebene)

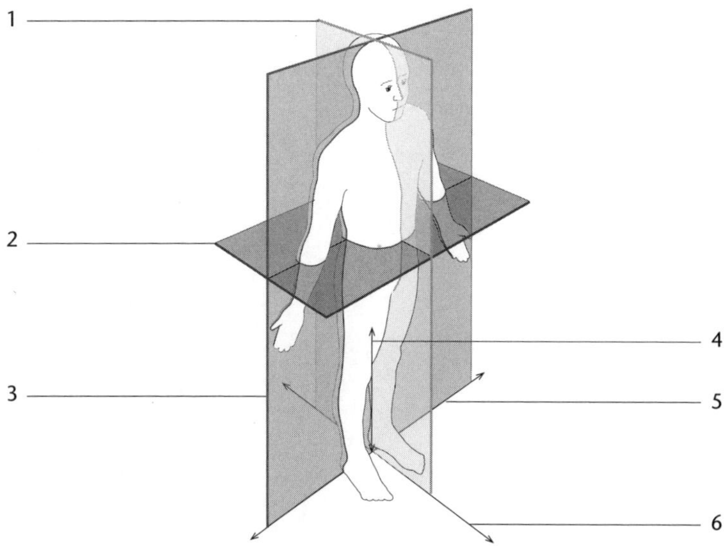

ZOM → Abb. 1.4

1.2 Stoffwechsel

Vervollständigen Sie bitte die folgende Textpassage mit den unten stehenden Begriffen.

Alle im Körper ablaufende Reaktionen werden als Stoffwechsel zusammengefasst. Werden Substanzen aufgebaut, spricht man von Anabolismus, werden Substanzen abgebaut, von Katabolismus. Nach einem anderen Kriterium werden der Strukturstoffwechsel zum Aufbau von Zellstrukturen und der Energiestoffwechsel zur Gewinnung v. Energie unterschieden.

Anabolismus, ablaufenden Reaktionen, Energiestoffwechsel, Gewinnung von Energie, Katabolismus, Strukturstoffwechsel, Zellstrukturen

ZOM → S. 2

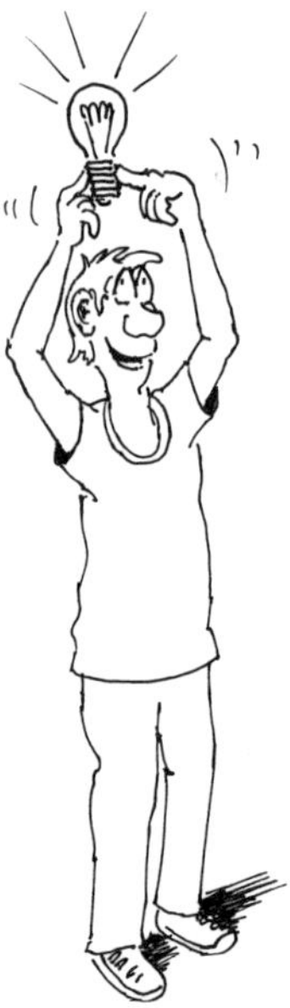

? 1.3 Organsysteme des Menschen

Füllen Sie bitte die folgende Tabelle aus. Welche Organe bzw. Organsysteme erfüllen die angegebenen Aufgaben?

Organsystem	Aufgaben
Skelett & Muskelsystem	Mineralspeicher, Körperbewegungen
Abwehrsystem	Entzündungs- und Heilungsprozesse
Herz-Kreislaufsyst., Blut	Abtransport von Stoffwechselendprodukten
Harnsystem	Mitwirkung bei der Blutdruckregulation
Nervensystem	Regulationszentrum für das innere Milieu
Haut	Synthese von Vitamin-D-Hormon
Leber & Verdauungssystem	Entgiftung und Resorption von Nährstoffen
Genitalsystem	Ernährung des Ungeborenen
Hormonsystem	Regulation von Stoffwechselaktivitäten
Atemsystem	Mitregulation des Säure-Basen-Haushaltes

ZOM → Tab. 1.2

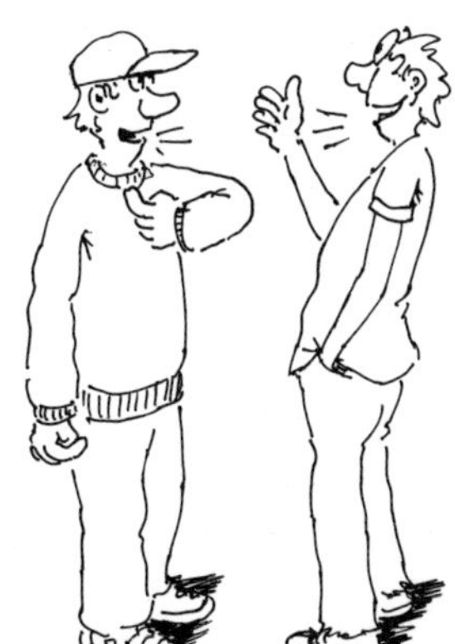

☒ 1.4 Körperabschnitte

Welche der folgenden Aussagen ist falsch?

a) Die Brusthöhle enthält Luftröhre, rechte und linke Lunge mit ihren Atemwegen, das Herz, die Speiseröhre und den Thymus.

b) Im Oberbauch befinden sich von rechts nach links: Leber, Magen, Bauchspeicheldrüse sowie die Milz. Im Unterbauch sind verschiedene Darmabschnitte lokalisiert.

c) Bei den Halseingeweiden handelt es sich nur um die oberen Abschnitte der Atem- und Speisewege sowie Schilddrüse und Nebenschilddrüsen.

d) Die Bauchhöhle geht kontinuierlich in die Beckenhöhle über, die als Wand neben dem knöchernen Beckengürtel nach vorne Bauchwandmuskulatur aufweist.

ZOM → S. 6

1.5 Rumpf (Truncus)

Welche Körperhöhlen gehören zum Rumpf?

1. Brusthöhle
2. Bauchhöhle
3. Beckenhöhle

ZOM → S. 6

1.6 Lage- und Richtungsbezeichnungen

Bitte beschriften Sie die Abbildung mit folgenden Begriffen:

a) distal
b) lateral
c) frontal
d) steißwärts (kaudal)
e) hinten, rückenwärts (posterior)
f) dexter
g) ulnar
h) palmar
i) bauchwärts (ventral)
j) okzipital
k) sinister
l) radial
m) dorsal
n) medial
o) proximal
p) kopfwärts (kranial)

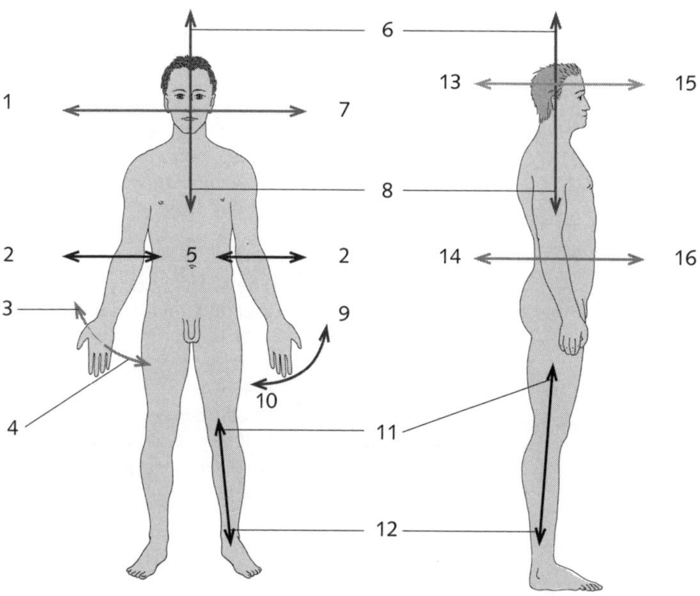

ZOM → Abb. 1.7

1.7 Lehre vom Körper

Bitte ordnen Sie zu:

1) Anatomie e
2) Genetik a
3) Embryologie f
4) Biochemie b
5) Pathologie d
6) Pathophysiologie c

a) beschäftigt sich mit der Bedeutung des Erbgutes unter normalen und krankhaften Bedingungen sowie mit Erbgängen

b) befasst sich mit den Stoffwechselvorgängen im Organismus, z.B. der Wirkung von Hormonen und Enzymen

c) beschäftigt sich mit krankhaften Lebensvorgängen und Funktionsstörungen des Organismus

d) beschäftigt sich mit der Entstehung von Krankheiten und den Veränderungen von Geweben und Organen

e) beschäftigt sich vor allem mit Bau und Strukturen des menschlichen Organismus

f) ist die Lehre von der Entstehung und Entwicklung des menschlichen Organismus

ZOM → S. 4

2 Zelllehre

2.1 Zellaufbau

Welche festen Strukturen sind im Zytosol verteilt?

1. ______
2. ______
3. ______
4. ______
5. ______

ZOM → S. 12

2.2 Zellmembran (Plasmamembran)

Welche Aussagen zur Zellmembran treffen zu?

a) Chemisch besteht die Zellmembran zur Hälfte aus Membranlipiden und zur anderen Hälfte aus Membranproteinen.

b) Die polaren Lipide der Zellmembran bilden im wässrigen Milieu eine Doppelschicht, wobei die hydrophilen Abschnitte aufeinander weisen.

c) Zu den Membranlipiden zählen vor allem Phospholipide, die Phosphorsäure enthalten, sowie Glykolipide, die Zuckerseitenketten besitzen.

d) Die hydrophoben Abschnitte der Membranlipide zeigen nach außen und bilden eine innere und äußere Membranlamelle.

e) Die Dreischichtigkeit der Zellmembran ist durch die Darstellung der mittleren lipophilen Schicht und der beiden äußeren hydrophilen Schichten bedingt.

ZOM → S. 12 u. 14

2.3 Transport durch die Zellmembran

Folgende Begriffe sollen an die richtige Stelle gesetzt werden:

a) Cotransporter
b) 2 K^+
c) ADP
d) Transporter
e) 3 Na^+
f) Kanal
g) ATP
h) Ionenpumpe (Na^+/K^+-ATPase)

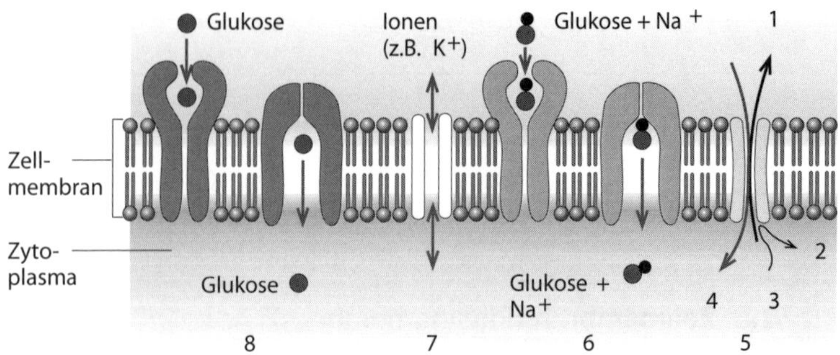

ZOM → Abb. 2.8

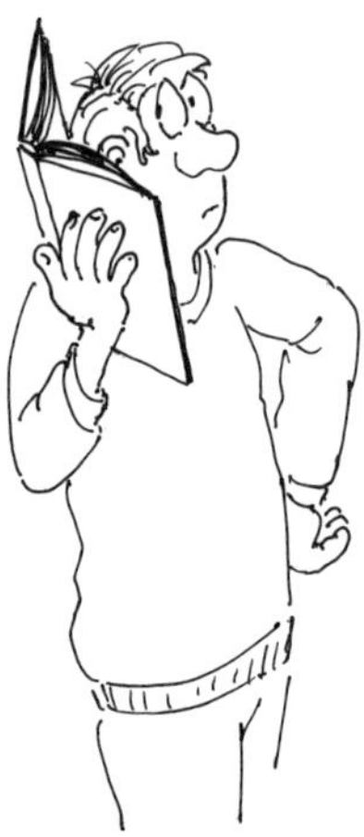

2.4 Glykokalix und Membranproteine

Bitte ordnen Sie zu:

1) Periphere Membranproteine
2) Transmembranproteine
3) Rezeptoren
4) Glykokalix

a) ist bei Austauschvorgängen zwischen Zellen sowie als Ort der Blutgruppeneigenschaften von Bedeutung

b) sind in innere und äußere Abschnitte der Lipid-Doppelschicht eingelagert

c) dienen als Ionenkanäle, Transporter und Pumpen überwiegend dem Austausch von hydrophilen Substanzen

d) binden spezifische Stoffe und lösen dadurch definierte Vorgänge in der Zelle aus

ZOM → S. 14

2.5 Passiver Transport

Welche Aussagen treffen nicht zu?

a) Die Zellmembran ist für hydrophile Substanzen gut durchlässig. Diese Substanzen können einfach einem Konzentrationsgradienten folgend durch die Zellmembran treten.

b) Für Ionen (z.B. Na^+, K^+, Cl^-) und andere hydrophile Substanzen ist die Zellmembran impermeabel. Die Diffusion erfolgt hier nur durch spezielle Membrankanäle und -transporter.

c) Als Osmose bezeichnet man eine Wasserdiffusion durch Aquaporine. Voraussetzung ist eine semipermeable Membran, die zwar durchlässig ist für Wasser, nicht jedoch für Ionen und Moleküle.

d) Als Osmolalität bezeichnet man die Maßeinheit des osmotischen Drucks, angegeben in mosmol/kg Wasser. Lösungen mit einer Osmolalität von 450 mosmol werden als isoton bezeichnet.

ZOM → S. 14 u. 16

2.6 Aktiver Transport

Bitte ordnen Sie zu:

1) Endozytose
2) Exozytose
3) Phagozytose
4) Pinozytose
5) Transzytose

a) Aufnahme von Teilchen (z.B. Bakterien) in die Zelle

b) Aufnahme von Molekülen in die Zelle und deren Abgabe an einer anderen Stelle der Zelloberfläche

c) Aufnahme von Flüssigkeiten in die Zelle

d) Ausschleusen von Substanzen bzw. des Bläscheninhalts aus der Zelle

e) Aufnahme von großen Molekülen oder Flüssigkeiten in die Zelle

ZOM → S. 18

2.7 Membranpotenzial

Ergänzen Sie bitte die folgende Textpassage mit den unten stehenden Begriffen.

Alle Zellen weisen an der Zellmembran ein ________________________ auf. Im ___________________________ ist die Innenseite der Zellmembran ___________________________ und die Außenseite ____________________ geladen. Dieses ___________________________ liegt bei ___________________________ und kommt durch die ____________________ ________ im ___________________________ zustande. Im ______________ ist die K^+-Konzentration ca. ____ höher und die Na^+-Konzentration ca. ___________________________ niedriger als ___________________________.

20-mal, elektrisches Potenzial, extrazellulär, Intra- und Extrazellularraum, 35-mal, negativ, –50 bis –100 mV, positiv, Ruhezustand, Ruhemembranpotenzial, ungleiche Ionenverteilung, Zellinneren

ZOM → S. 18

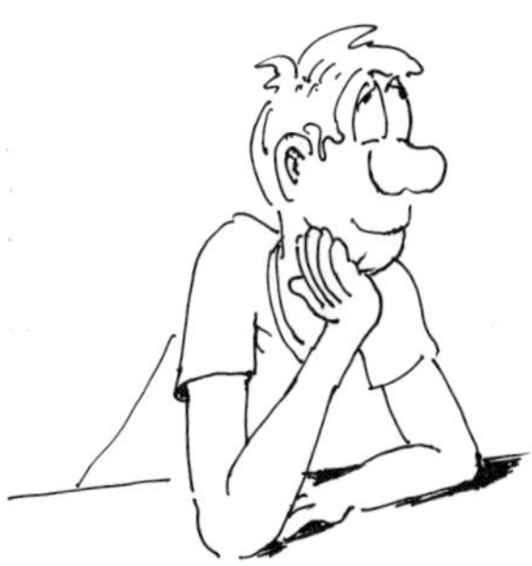

2.8 Zellkontakte

Bitte beschriften Sie die Abbildung mit Hilfe folgender Begriffe:

a) Desmosom
b) Interzellularraum
c) Mikrovilli
d) Aktinfilamente
e) Nexus
f) Zellmembran
g) Zonula adhaerens
h) Verschlusskontakt

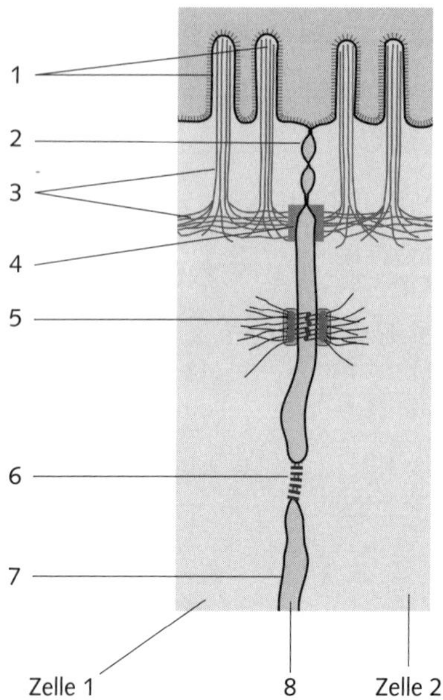

ZOM → Abb. 2.14

2.9 Typen von intrazellulären Haftkontakten

Nennen und erläutern Sie zwei Typen von intrazellulären Haftkontakten.

1. ______________________________

2. ______________________________

ZOM → S. 20

2.10 Zellskelett (Zytoskelett)

Bitte ordnen Sie zu:

1) Aktinfilamente
2) Mikrotubuli
3) Intermediärfilamente

a) sind an der Bildung von Kinozilien, Zentriol, Zentrosom sowie Spindelapparat beteiligt

b) sind an Zellbewegungen beteiligt und bilden zusammen mit Myosin den Kontraktionsapparat von Muskelzellen

c) sind verschiedene gewebsspezifische Eiweißstrukturen, die eine Stützfunktion haben

ZOM → S. 22

2.11 Zellorganellen

Bitte beschriften Sie die Abbildung mit Hilfe folgender Begriffe:

a) glattes endoplasmatisches Retikulum
b) Zellkern
c) Mitochondrium
d) raues endoplasmatisches Retikulum
e) Kernpore
f) Mikrovillus
g) Kernkörperchen
h) Peroxisom
i) Golgi-Apparat

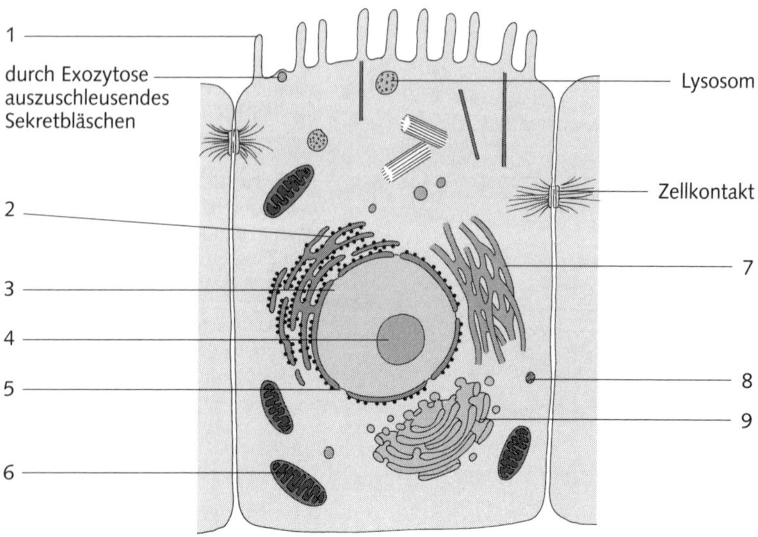

ZOM → Abb. 2.22

2.12 Spindelapparat

Erklären Sie kurz, was man unter dem Spindelapparat versteht!

____

____

____

ZOM → S. 22

2.13 Mitochondrien

Ergänzen Sie bitte die folgende Textpassage mit den unten stehenden Begriffen.

Mitochondrien sind die wichtigsten ________________ der Zelle und damit deren ________________. Sie haben eine ________________ und eine ________________, die dazwischen den ________________ beherbergen. Je nach Form der ________________ unterscheidet man zwischen den ________________ und denen vom ________________ ________.

äußere Membran, ATP-Produzenten, innere, inneren Membran, intermembranären Raum, Kraftwerke, Mitochondrien vom Cristatyp, Tubulustyp

ZOM → S. 24

2.14 Lysosomen

Bitte beschriften Sie die Abbildung mit Hilfe folgender Begriffe:

a) Mitochondrium
b) lysosomale Transportvesikel
c) Lysosom
d) Zellkern
e) Heterophagosom
f) Golgi-Apparat
g) autophage Vakuole
h) raues ER
i) Autophagolysosom
j) Heterophagolysosom

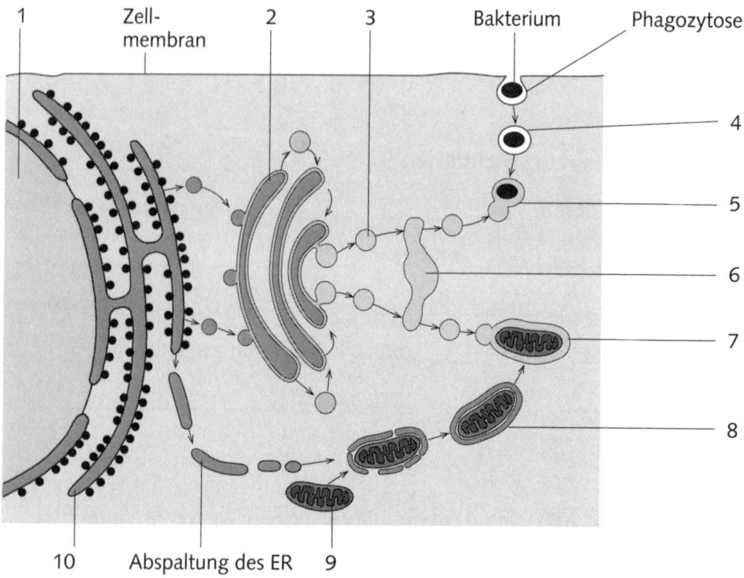

ZOM → Abb. 2.24

2.15 Peroxisomen

Die folgende Textpassage enthält drei inhaltliche Fehler. Welche?

Peroxisomen sind membranumhüllte Zelleinschlüsse mit zahlreichen Enzymen in der inneren Membran. Sie können bestimmte Fett- und Aminosäuren sowie Harnsäure abbauen und dienen allgemein der Entgiftung. Wichtiges Merkmal der Peroxisomen ist, dass sie mit Hilfe des Enzyms Malatase in der Lage sind, das bei Stoffwechselprozessen entstehende giftige Wasserstoffperoxid zu H_2O und O_2 abzubauen und unschädlich zu machen.

1. ______________________________

2. ______________________________

3. ______________________________

ZOM → S. 24

2.16 Ribosomen

Erklären Sie kurz, was man 1. unter Ribosomen versteht und 2. wie sie gebaut sind.

1. ______________________________

____

____

2. ______________________________

____

ZOM → S. 26

2.17 Zellkern

Bitte beschriften Sie die Abbildung:

a) Kernpore
b) Kernhülle
c) innere Kernmembran
d) raues endoplasmatisches Retikulum
e) Ribosom
f) perinuklärer Raum
g) Kernkörperchen
h) äußere Kernmembran

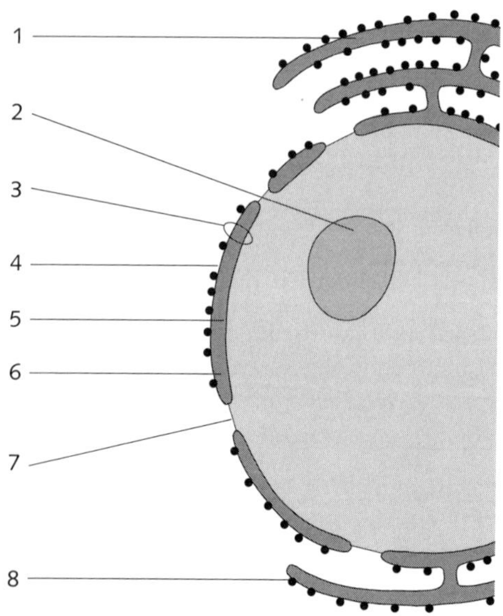

ZOM → Abb. 2.31

2.18 Chromatin

Nennen und erläutern Sie zwei Zustandsformen des Chromatins.

1. ______________________________

____

____

____

2. ______________________________

____

ZOM → S. 32

2.19 Golgi-Apparat

Prüfen Sie die Aussagen. Welche ist falsch?

a) Der Golgi-Apparat besteht aus Stapeln von drei bis zehn tellerförmig abgeplatteten und gebogenen Zisternen oder Säckchen.

b) Aufgrund der tellerförmig abgeplatteten Zisternen unterscheidet man beim Golgi-Apparat eine nach außen gewölbte Konkavseite und eine napfförmig gebuchtete Konvexseite.

c) Auf der Abgabeseite oder Trans-Seite des Golgi-Apparates werden in Vesikel verpackte Proteine freigesetzt, die durch Exozytose aus der Zelle ausgeschleust werden.

d) Der Golgi-Apparat empfängt vom rauen endoplasmatischen in Vesikeln abgepackte Proteine, die mit den Zisternen auf der Cis-Seite verschmelzen.

ZOM → S. 28

2.20 Pigmente

Bitte ordnen Sie zu:

1) Ferritin
2) Hämosiderin
3) Melanin
4) Lipofuszin

a) unverdaulicher Lipid-Protein-Komplex
b) wird mit Hilfe des Enzyms Tyrosinase aus Tyrosin gebildet
c) Komplex aus Eisen mit einer Proteinhülle
d) Eisenaggregat ohne Proteinhülle

ZOM → S. 30

2.21 Genom

Ergänzen Sie bitte die folgende Textpassage mit den unten stehenden Begriffen.

Der Zellkern enthält die ____________ der Zelle, die in Form der ____________ gespeichert ist. Das gesamte ________ besteht in Körperzellen aus ____________, den ____________, die in Form des ____________ vorliegen. Im Gegensatz zu den Körperzellen haben die ____________ nur ____________ bzw. den ____________.

Chromosomen, 23 Chromosomen, diploiden Chromosomensatzes, Desoxyribonukleinsäure, 46 Einheiten, Erbinformation, Erbmaterial, haploiden Chromosomensatz, Keimzellen

ZOM → S. 30

2.22 Chromosom

Bitte ordnen Sie der Abbildung folgende Begriffe zu:

a) spiralisiertes DNA-Molekül
b) Zentromer
c) Histone
d) DNA-Einzelfäden
e) Chromatin

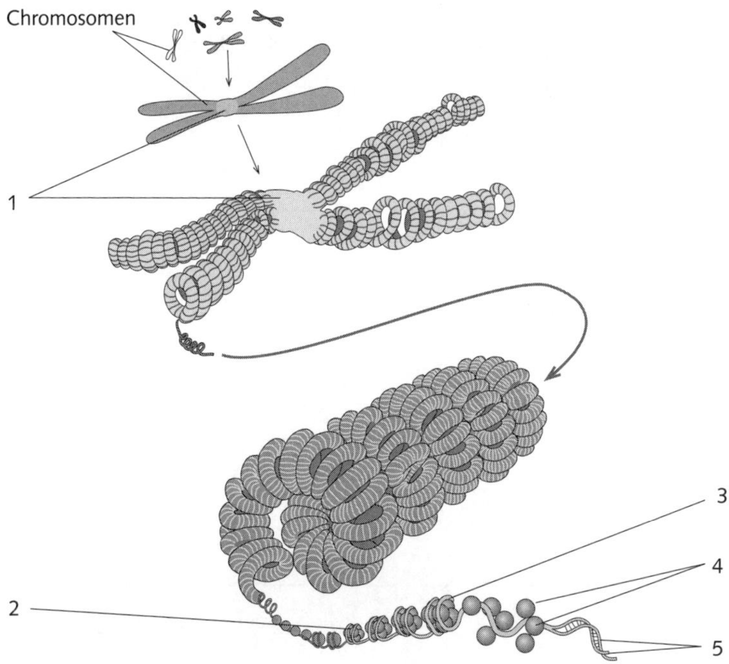

ZOM → Abb. 2.33

2.23 Geno- und Phänotyp

Ergänzen Sie bitte die folgende Textpassage mit den unten stehenden Begriffen.

Die _______________ eines Individuums werden als _______________ oder _______________ bezeichnet. Die _______________ der Erbmerkmale durch _______________ und _______________ führt schließlich zum _______________ eines Individuums, dem _______________. Dieser wird zusätzlich durch _______________ geprägt.

Erbbild, Erscheinungsbild, Expression, Gene, Genotyp, Phänotyp, Transkription, Translation, Umweltfaktoren

ZOM → S. 38

2.24 Allele

1. Erklären Sie kurz, was man unter Allele versteht.
2. Was bedeuten heterozygot und homozygot?

1. ____

____

2. ____

____

ZOM → S. 40

3 Gewebelehre

3.1 Gewebearten

Bitte beschriften Sie die Abbildung:

a) quergestreifte Skelettmuskelzellen
b) lockeres kollagenes Bindegewebe
c) Nervenzellen
d) Oberflächenepithel
e) glatte Muskelzellen
f) Fettgewebe
g) quergestreifte Herzmuskelzellen
h) Knochengewebe

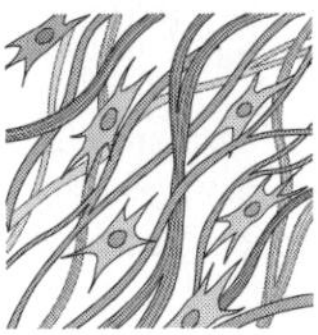

1

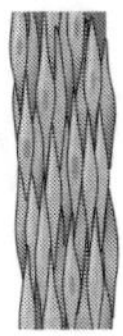

4

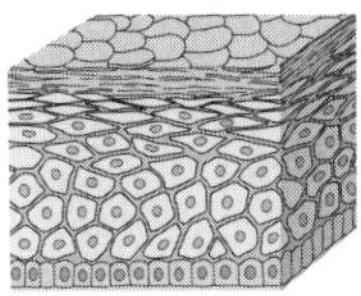

7

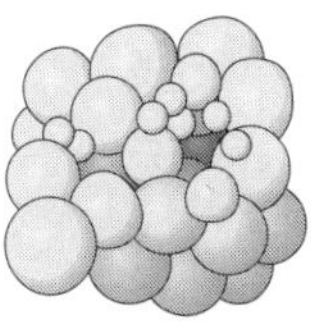

2

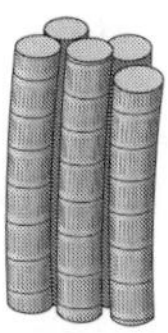

5

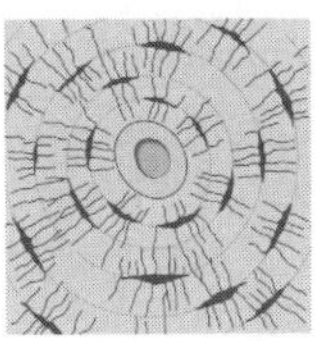

3

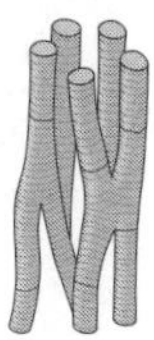

6

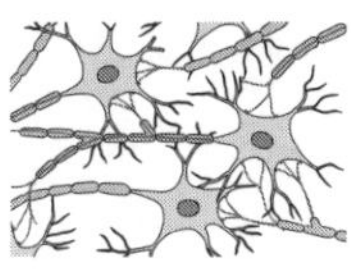

8

ZOM → Abb. 3.1

3.2 Ein- und mehrschichtige Oberflächenepithelien

Bitte ordnen Sie zu:

1) Einfaches Plattenepithel

2) Einfaches kubisches und Säulenepithel

3) Mehrreihiges Epithel

4) Mehrreihige Säulenepithelen

5) Mehrschichtige Plattenepithelien

6) Mehrschichtiges unverhorntes Plattenepithel

7) Mehrschichtiges verhorntes Plattenepithel

8) Übergangsepithel

a) alle Zellen berühren die Basalmembran, aber nicht alle die freie Oberfläche

b) die Dünne des Epithels begünstigt den Durchtritt von Gasen und Flüssigkeiten

c) sind meist auf Resorption und Transport oder Bildung und Abgabe von Stoffen spezialisiert

d) an die Stachelzellschicht schließen sich mehrere Lagen von Zellen an, die zunehmend flacher werden

e) kommen mit Stereozilien z.B. in den männlichen Geschlechtswegen vor

f) sind bei Auskleidung innerer Hohlräume unverhornt

g) bildet die epitheliale Auskleidung der harnableitenden Wege

h) an die Stachelzellschicht schließt sich eine Verhornungszone aus Körnerschicht und Hornschicht an

ZOM → S. 50 – 54

3.3 Ausführungsgangsystem

Bitte ordnen Sie der Abbildung folgende Begriffe zu:

a) Sekret
b) raues ER
c) Schaltstück
d) Basalmembran
e) Myoepithelzelle
f) seröses Drüsenendstück
g) Zellkern
h) Streifenstück
i) Sekretgranula

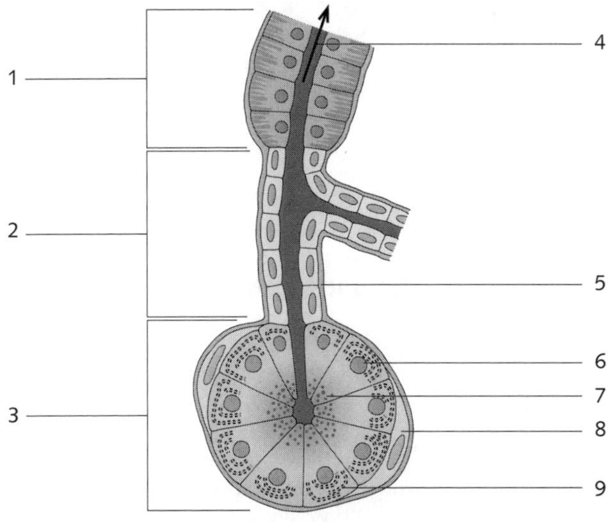

ZOM → Abb. 3.21

3.4 Eigenschaften von Epithelgewebe

Vervollständigen Sie bitte die folgende Textpassage mit den unten stehenden Begriffen.

Epithelgewebe sind ________________. Die ________________ trennt nur ein schmaler ________________ mit wenig ________________ und ohne ________________. Die ________________, eine dünne, ________________ aus ________________, trennt das ________________ vom darunter liegenden ________________.

Basalmembran, Blutgefäße, Epithel, Gewebe, Interzellularsubstanz, Spaltraum, Zellen, zellfreie Schicht, zellreiche Gewebe, Zwischenzellsubstanz

ZOM → S. 50

3.5 Weißes und braunes Fettgewebe

Welche der folgenden Aussagen sind falsch?

a) Weißes Fettgewebe macht beim Säugling normalerweise 10–25 % des Körpergewichts aus.

b) Braune Fettzellen enthalten zahlreiche Fetttröpfchen und viele Mitochondrien. Der runde Zellkern liegt meist zentral.

c) Braunes Fettgewebe kommt vermehrt beim Säugling in der Achsel und im Mediastinum vor.

d) Weiße Fettzellen speichern Neutralfette und kommen einzeln in Gruppen nahezu überall im Körper vor.

e) Braunes Fettgewebe dient der Wärmeproduktion. Die im Fett enthaltene Energie wird nicht zur ATP-Bildung verwendet.

ZOM → S. 64

? 3.6 Fasern des Bindegewebes

Füllen Sie bitte die folgende Tabelle aus.

Fasertyp	Mechanische Eigenschaften
Elastische Fasern	
Kollagene Fasern	
Retikuläre Fasern	

ZOM → S. 60

3.7 Endo- und exoepitheliale exokrine Drüsen

Ergänzen Sie bitte die folgende Textpassage mit den unten stehenden Begriffen.

Endoepithelial exokrine Drüsen liegen im ______________ und geben ihr ______________ an dessen ______________ ab. Hauptvertreter sind die ______________, die als ______________ im ______________ des ______________ vorkommen. Bei exoepithelialen exokrinen Drüsen ist das ______________ außerhalb des ______________ zu ______________ zusammengefasst oder liegt als kleine ______________ im ______________.

bauchigen Becherzellen, Bindegewebe, Darms, Drüsengewebe, Einzeldrüsen, Einzelzellen, Epithel, Oberfläche, Oberflächenepithel, Oberflächenepithels, Organen, Sekret

ZOM → S. 56

3.8 Lamellenknochen

Bitte beschriften Sie die Abbildung:

a) Osteozyten
b) Volkmann-Kanal mit Blutgefäß
c) Spongiosa
d) Balken
e) Osteonlamelle
f) Periost
g) Kompakta
h) Havers-Kanal mit Blutgefäß
i) Schaltlamelle
j) Osteon
k) Markraum
l) äußere Generallamelle

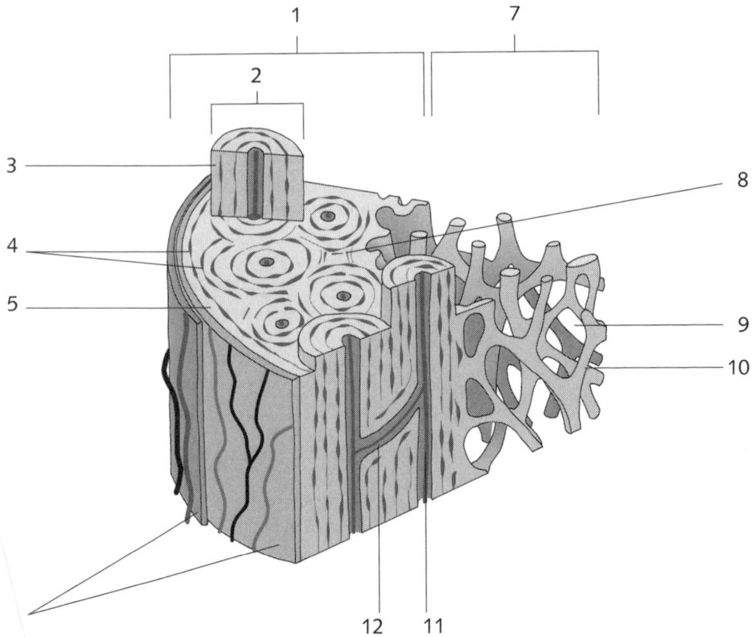

→ **Abb. 3.45**

3.9 Bindegewebeformen

Bitte ordnen Sie zu:

1) Gallertiges Bindegewebe
2) Lockeres Bindegewebe
3) Mesenchym
4) Retikuläres Bindegewebe
5) Straffes geflechtartiges Bindegewebe
6) Straffes parallelfaseriges Bindegewebe
7) Zellreiches Bindegewebe

a) kommt als Stroma von Organen und als Binde- und Verschiebeschicht zwischen unterschiedlichen Geweben vor

b) die fortsatzreichen Zellen bilden ein Maschenwerk mit weiten Interzellularräumen

c) weite Interzellularräume mit Grundsubstanz enthalten kollagene und retikuläre Fasern

d) die Fasern verlaufen in allen Richtungen, woraus hohe Zugfestigkeit in allen Richtungen resultiert

e) bildet das Grundgewebe von lymphatischen Organen und rotem Knochenmark

f) kommt als spinozelluläres Bindegewebe in der Rinde des Eierstocks vor

g) die Fasern verlaufen parallel in einer Richtung, woraus hohe Zugfestigkeit in einer Richtung resultiert

ZOM → S. 62

3.10 Knochenhaut (Periost)

Folgende Begriffe sollen an die richtige Stelle gesetzt werden:

a) Sharpey-Fasern
b) kollagene Fasergeflechte
c) Keimschicht der Knochenhaut (Stratum osteogenicum)
d) Periost
e) Kompakta
f) Faserschicht der Knochenhaut (Stratum fibrosum)

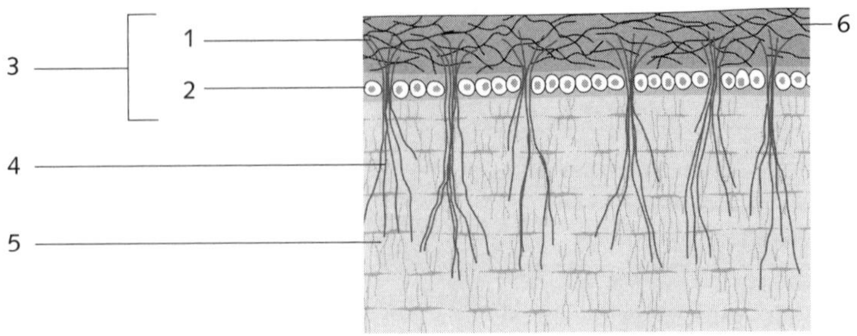

ZOM → Abb. 3.46

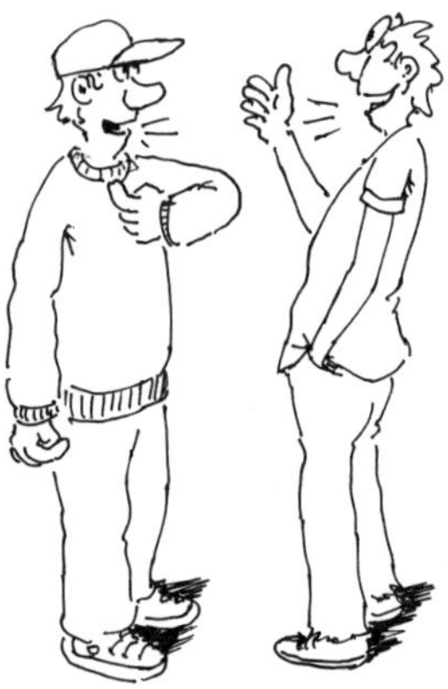

3.11 Bau- und Speicherfett

Nennen und erläutern Sie die Aufgaben von Bau- und Speicherfett.

1. ______________________________

____

2. ______________________________

____

____

ZOM → S. 64

3.12 Knorpelgewebe

Bitte ordnen Sie zu:

1) Elastischer Knorpel

2) Faserknorpel

3) Hyaliner Knorpel

a) bildet vor allem die Zwischenwirbelscheiben, die Schambeinfuge und die Menisken des Kniegelenks

b) kommt u.a. vor als Knorpelmodell des Skeletts vor der Verknöcherung, als Gelenkknorpel und in der Wand der Atemwege

c) der frische Knorpel ist gelblich und biegsam, er bildet vor allem den Ohrknorpel und den Kehldeckel

ZOM → S. 66

3.13 Geflechtknochen

Ergänzen Sie bitte die folgende Textpassage mit den unten stehenden Begriffen.

Der Geflechtknochen besteht aus einem ______________________ ohne geordnete ______________________, d.h. ohne ______________________ und ohne ______________________. Die ______________________ liegen eingemauert in der ______________________. Geflechtknochen ist insgesamt weniger ______________________ als ______________________ und kommt beim ______________________ nur noch an wenigen Orten vor, z.B. ______________________ des ______________________.

belastbar, Binnenstrukturen, Erwachsenen, Felsenbein, kalzifizierten Interzellularsubstanz, Knochengeflechtwerk, Lamellen, Lamellenknochen, Osteone, Osteozyten, Schädels

ZOM → S. 70

3.14 Desmale Ossifikation

Erklären Sie kurz, was man unter der desmalen Ossifikation versteht.

1. ____

   ____

2. ____

   ____

3. ____

   ____

ZOM → S. 70

3.15 Chondrale Ossifikation

Bitte setzen Sie die folgenden Begriffe an die jeweils richtige Stelle:

a) Kompakta der Diaphyse
b) Knochenmanschette
c) einsprossende Blutgefäße
d) Knochenmark
e) Knorpel
f) Epiphyse
g) Blutgefäß
h) Markraum mit Knochenbälkchen
i) Wachstumsplatte (Epiphysenfuge)
j) Knochenkern
k) Diaphyse
l) versorgendes Blutgefäß

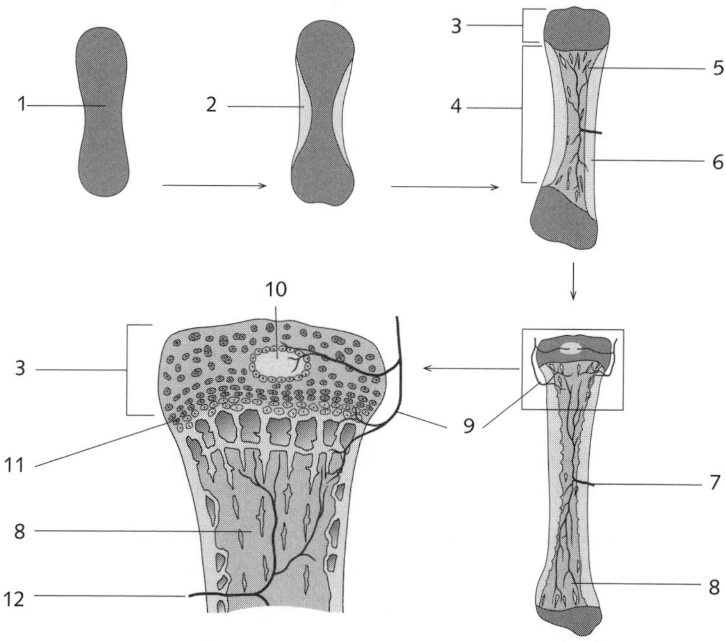

ZOM → Abb. 3.48

3.16 Knochengewebe

Vervollständigen Sie bitte die folgende Textpassage mit den unten stehenden Begriffen.

Knochengewebe bildet die ______________ und besitzt aufgrund des ______________ an ______________ eine gewisse ______________. Es ist durch ______________ von ______________ vor allem sehr ______________ und gilt als der größte ______________ des ______________.

Einlagerung, Elastizität, hart, hohen Gehaltes, kollagenen Fasern, Kalziumspeicher, Kalziumverbindungen, Organismus, Skelettknochen

ZOM → S. 66

3.17 Anordnungsformen der Lamellen

Welche der folgenden Aussagen stimmt nicht?

a) Osteone sind die Baueinheiten der Kompakta und überwiegend längs angeordnet. Sie sind durch eine Schicht Grundsubstanz in die Umgebung eingebaut.

b) Ein Osteon besteht aus etwa 30 röhrenförmigen Osteonlamellen, die kreisförmig umeinander liegen.

c) Generallamellen füllen die Zwischenräume zwischen Osteonen. Sie sind Reste von Osteonen, die bei Umbauvorgängen entstanden sind.

d) Generalkamellen dienen der Bedeckung von Knochenoberflächen. Hierbei wird die Kompakta innen und außen durch großflächige Lamellen abgeschlossen.

e) Volkmann-Kanäle durchbrechen die Osteonlamellen schräg oder senkrecht und verbinden die Havers-Kanäle.

ZOM → S. 68 u. 70

? 3.18 Einfluss von Hormonen und Vitaminen auf Knochen- und Kalziumhaushalt

Füllen Sie bitte die folgende Tabelle aus.

Hormon/Vitamin	Wirkung
Calcitriol	
Geschlechtshormone	
Glukokortikoide	
Kalzitonin	
Parathormon	
Wachstumshormon	
Vitamin C	

ZOM → S. 74

3.19 Knochenbruchheilung

Erklären Sie kurz, was man unter der 1. primären und 2. sekundären Bruchheilung versteht.

1. ______________________________

____

____

____

2. ____

____

____

ZOM → S. 76

3.20 Glattes Muskelgewebe

Vervollständigen Sie bitte die folgende Textpassage mit den unten stehenden Begriffen.

Glattes Muskelgewebe kommt hauptsächlich in der ________________ vor, z.B. des ________________, der ________________ sowie der ________________. Die Kontraktionen ________________ werden durch das ________________ unbewusst gesteuert. Ein großer Teil der ________________ ist jedoch zusätzlich ________________ aktiv, d.h. der ________________ zur ________________ geht von der ________________ selbst aus.

autonome Nervensystem, Blut- und Lymphgefäße, Eingeweidemuskulatur, glatten Muskulatur, glatter Muskelzellen, Harnwege, Impulse, Kontraktion, Magen-Darm-Trakts, spontan, Wand von Hohlorganen

ZOM → S. 76

3.21 Hüllgewebe des Skelettmuskels

Bitte setzen Sie die folgenden Begriffe an die richtige Stelle:

a) einzelne Muskelfaser
b) Blutgefäße
c) Muskelfaszie
d) Sarkolemm
e) Muskelfaserbündel
f) Perimysium
g) quergeschnittene Muskelfasern
h) Endomysium
i) Epimysium

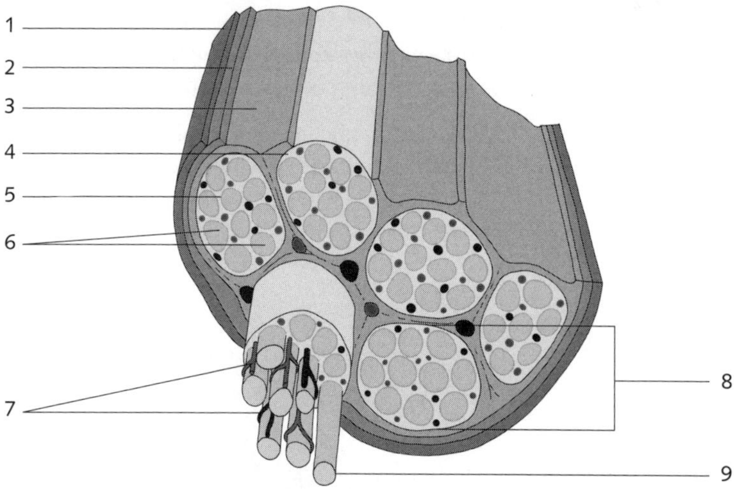

ZOM → Abb. 3.57

✔ 3.22 Skelettmuskelgewebe

Welche Aussagen zum Skelettmuskelgewebe treffen zu?

a) Die Zellen des Skelettmuskelgewebe sind quergestreift und durch unterschiedlich viele Nexus miteinander verbunden, die der Erregungsleitung zwischen den Muskelzellen dienen.

b) Jede Muskelfaser besitzt viele längsovale Zellkerne, die am Rand der Muskelfaser liegen. Hauptbestandteil des Zytoplasmas sind die Myofibrillen.

c) Eine Myofibrille erstreckt sich über die gesamte Länge einer Faser und besteht ihrerseits aus hintereinander liegenden Sarkomeren mit Aktin- und Myosinfilamenten.

d) Von Zellen des Skelettmuskelgewebes können Tumoren ausgehen. Sind diese gutartig, werden sie als Leiomyome bezeichnet.

e) Unterschiedlich viele Muskelfasern bilden einen Muskel, der über Ursprungs- und Ansatzsehne überwiegend mit Skelettelementen verbunden ist.

ZOM → S. 78

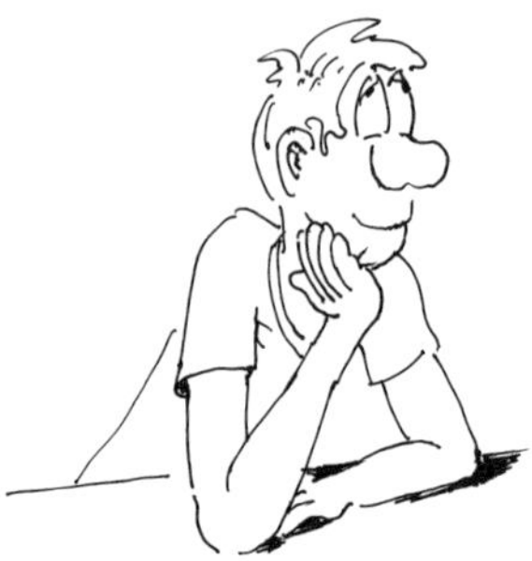

4 Bewegungsapparat

4.1 Aktiver und passiver Bewegungsapparat

Erklären Sie kurz, was man unter dem 1. aktiven und 2. passiven Bewegungsapparat versteht.

1. ______________________________

____

2. ______________________________

____

ZOM → S. 86

4.2 Knochenbau

Bitte ordnen Sie zu:

1) Kompakta
2) Medulla ossium
3) Periost
4) Spongiosa

a) bildet im Innern ein Schwammwerk aus Knochenbälkchen
b) bildet die oberflächliche Schicht der Knochen
c) umhüllt alle Knochen, fehlt jedoch am Gelenkknorpel
d) befindet sich zwischen den Knochenbälkchen

ZOM → S. 86

4.3 Röhrenknochen

Bitte beschriften Sie die Abbildung mit folgenden Begriffen:

a) distale Epiphyse
b) Metaphyse
c) Spongiosa
d) Periost
e) Markraum (Cavitas medullaris)
f) proximale Epiphyse
g) Diaphyse
h) Epiphysenlinie
i) Gelenkknorpel
j) Kompakta

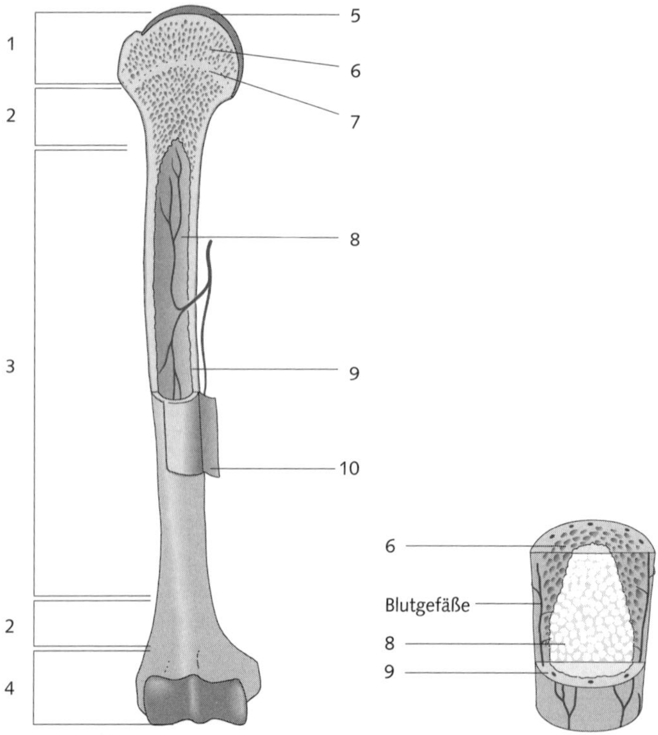

ZOM → Abb. 4.2

4.4 Störungen des Knochenwachstums

Welche Aussagen sind richtig?

a) Eine Überproduktion von STH führt vor Abschluss des Längenwachstums zu einem hypophysären Riesenwuchs.

b) Das somatotrope Hormon des Hypothalamus stimuliert das Wachstum der noch nicht verknöcherten Wachstumsplatte.

c) Nach Verknöcherung der Epiphysenfugen entsteht bei einer Überproduktion des somatotropen Hormons die Akromegalie.

d) Beim hypophysären Minderwuchs kommt es durch die gestörte STH-Produktion zu einem appositionellen Knochenwachstum.

ZOM → S. 88

4.5 Oberes und unteres Sprunggelenk

Bitte ordnen Sie zu:

1) oberes Sprunggelenk

2) unteres Sprunggelenk

a) ermöglicht Supination und Pronation des Fußrandes

b) ein Scharniergelenk, das Heben und Senken der Fußspitze zulässt

c) wird gebildet von Sprungbein, Schienbein und Wadenbein

d) liegt zwischen Sprung- und Fersenbein sowie den nach vorne folgenden Fußwurzelknochen

ZOM → S. 142

4.6 Oberflächenstrukturen von Knochen

Die Abbildung zeigt den Oberschenkelknochen mit Oberflächenstrukturen. Bitte kennzeichnen Sie die folgenden anatomischen Strukturen:

a) Femurschaft
b) Linie (Linea)
c) Kamm (Crista)
d) Rollhügel (Trochanter)
e) Obergelenkknorren (Epicondylus)
f) Femurkopf (Caput femoris)

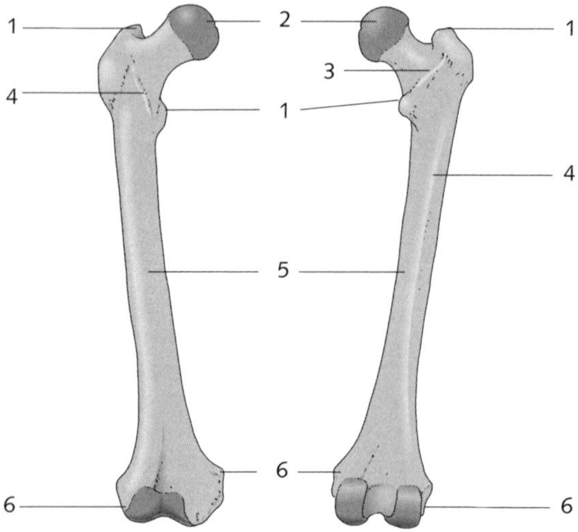

ZOM → Abb. 4.7

✔ 4.7 Eigenschaften der Knochen

Welche Aussagen sind richtig?

a) Knochen sind widerstandsfähig gegenüber Druck-, Zug- und Biegespannungen, jedoch nicht gegenüber Drehspannungen.

b) Lamellenknochen besteht aus dichtgelagerten Elastinfasern, die in den Knochenlamellen speziell angeordnet sind. Die Elastinfasern gewährleisten die Elastizität des Lamellenknochens.

c) Die trajektorielle Bauweise hat ein geringeres Gewicht, einen verminderten Energiebedarf der Knochen und geringere Leistungsanforderungen an die Skelettmuskeln zur Folge.

d) In der Spongiosa sind die Spongiosabälkchen nach den auf sie wirkenden Zug- und Druckspannungen ausgerichtet. Spannungsfreie Räume der Spongiosa enthalten kein Knochenmaterial.

e) Die Drehspannung ist bei Röhrenknochen im Bereich der Diaphysen besonders hoch. Folglich ist Knochenmaterial röhrenförmig nur in der Kompakta vorhanden.

ZOM → S. 88 u. 90

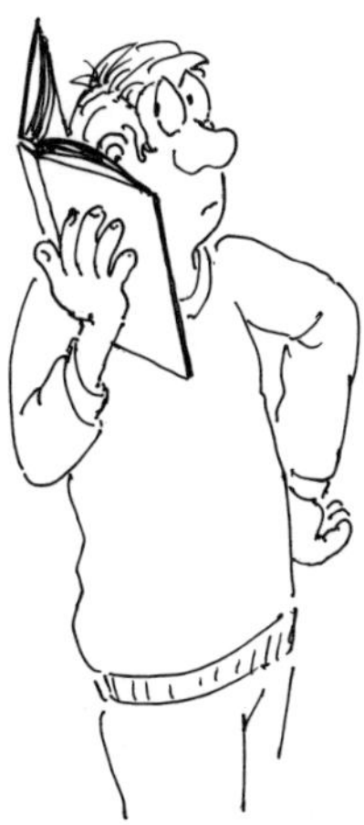

4.8 Synarthrosen

Bitte ordnen Sie zu:

1) Synchondrose
2) Syndesmose
3) Symphyse
4) Synostose

a) das verbindende Gewebe ist Faserknorpel und meist scheibenförmig zwischen den Knochenenden eingebaut

b) Füllgewebe zwischen den Knochenenden ist hyaliner Knorpel

c) entsteht bei der Verknöcherung der ursprünglich bindegewebigen Schädelnähte im 3.–4. Lebensjahrzehnt

d) verbindet Knochenenden durch faserreiches kollagenes Bindegewebe miteinander

ZOM → S. 92

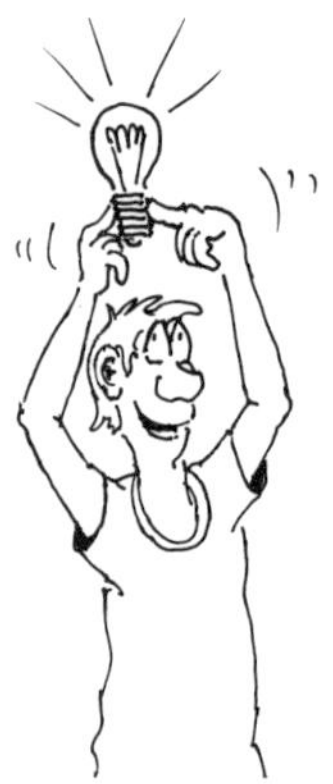

4.9 Fontanellen und Schädelnähte (Suturae)

Folgende Begriffe sollen an die richtige Stelle gesetzt werden:

a) Pfeilnaht (Sutura sagittalis)
b) Kranznaht (Sutura coronalis)
c) hintere Seitenfontanelle
d) Stirnfontanelle (Fonticulus anterior)
e) Lambdanaht (Sutura lambdoidea)
f) vordere Seitenfontanelle
g) Hinterhauptfontanelle (Fonticulus posterior)

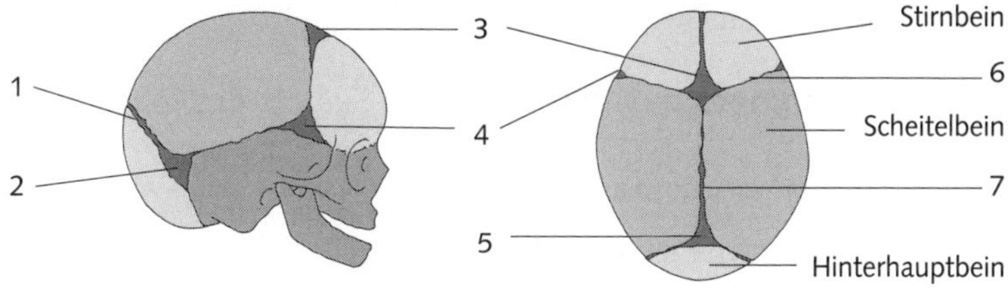

ZOM → Abb. 4.24

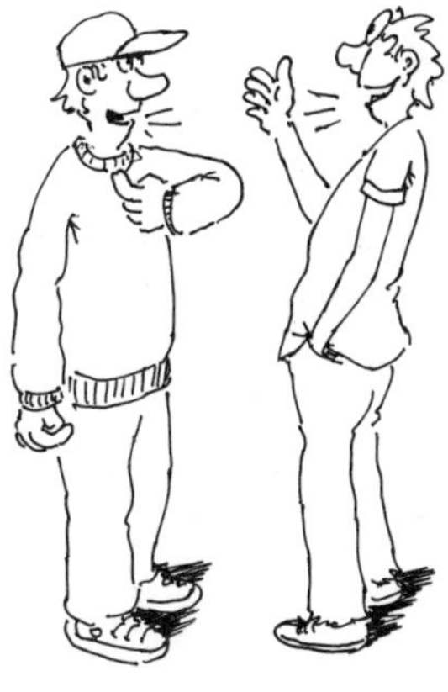

4.10 Amphiarthrosen

Erklären Sie kurz, was man 1. unter den Amphiarthrosen versteht und 2. wo man sie findet.

1. ______________________________

____

2. ______________________________

____

ZOM → S. 92

4.11 Biologisches Verhalten von Skelettmuskeln

Welche der folgenden Aussagen ist falsch?

a) Mit zunehmendem Alter, v.a. bei über 70-Jährigen, nimmt die Muskelfaserzahl ab, Fasern und Muskeln werden dünner.

b) Bei der Aktivitätshypertrophie werden die Muskelfasern dicker und die Kapillaren vermehren sich zur besseren Muskelversorgung.

c) Die Regenerationsfähigkeit von Skelettmuskeln hängt vom Ausmaß der Verletzung ab. Werden einzelne Muskelfasern verletzt, entsteht eine bindegewebige Narbe.

d) Bei der Inaktivitätsatrophie, z.B. durch geringe Muskelbetätigung werden die Muskelfasern und Muskel dünner.

ZOM → S. 102

4.12 Mimische Muskulatur

Bitte beschriften Sie die Abbildung:

a) Mundwinkelheber
b) Augenringmuskel (M. orbicularis oculi)
c) Lachmuskel
d) Stirnmuskel (M. frontalis)
e) Jochbeinmuskeln
f) Mundringmuskel (M. orbicularis oris)

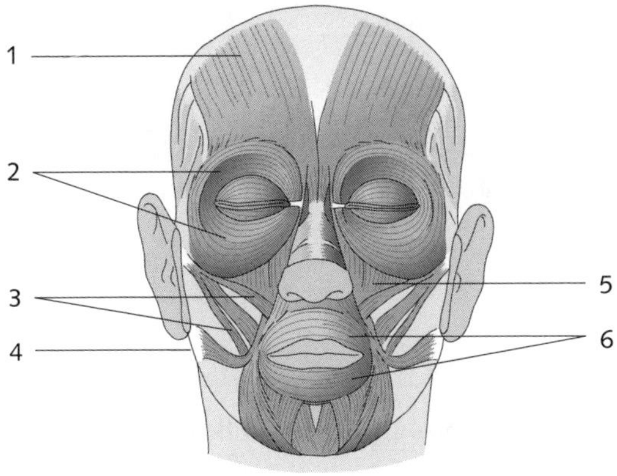

ZOM → Abb. 4.29

4.13 Bau der Skelettmuskeln

Ergänzen Sie bitte die folgende Textpassage mit den unten stehenden Begriffen.

Jeder ______________________ besteht aus unterschiedlich vielen ______________________, die durch ______________________ zu ______________________ zusammengefasst werden. Außen wird der gesamte Muskel von einer ______________________, ______________________ umhüllt, die als ______________________ bezeichnet wird. Diese bietet dem Muskel ______________________ und ______________________.

Bindegewebehüllen, Bündeln, Muskelfaszie, Skelettmuskel, Skelettmuskelfasern, Schutz, straffen, kollagenfaserigen Bindegewebehülle, Zusammenhalt

ZOM → S. 100

4.14 Muskeltonus und Muskelkontraktion

Erklären Sie kurz, was man unter den folgenden Begriffen versteht: 1. Muskeltonus, 2. Isometrische Kontraktion, 3. Isotonische Kontraktion.

1. ____

____

2. ____

____

3. ____

ZOM → S. 100

4.15 Schädelbasis

Die Abbildung zeigt die innere Schädelbasis. Bitte benennen Sie die Strukturen:

a) rundes Loch (Foramen rotundum)
b) Kanal des Unterzungennervs (Canalis nervi hypoglossi)
c) Hinterhauptbein (Os occipitale)
d) Keilbein (Os sphenoidale)
e) vordere Schädelgrube (Fossa cranii anterior)
f) Siebbeinplatte (Lamina cribrosa)
g) Türkensattel (Sella turcica)
h) Kanal der inneren Halsarterie (Canalis caroticus)
i) ovales Loch (Foramen ovale)
j) Stirnbein (Os frontale)
k) mittlere Schädelgrube (Fossa cranii media)
l) Sehnervkanäle
m) Scheitelbein (Os parietale)
n) Durchtrittstelle der inneren Drosselvene (Foramen jugulare)
o) großes Hinterhauptloch (Foramen magnum)
p) Durchtrittstelle des Vorhofschneckennervs
q) hintere Schädelgrube (Fossa cranii posterior)
r) Schläfenbein (Os temporale)
s) Felsenbein

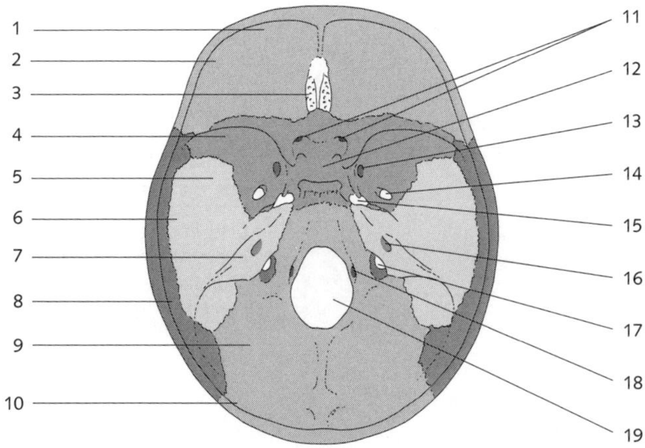

ZOM → Abb. 4.27

4.16 Schädelknochen (Ossa cranii)

1. Geben Sie die Anzahl der Schädelknochen an, aus denen sich der Kopf zusammensetzt. 2. Erklären Sie, wie diese Knochen nach der Geburt miteinander verwachsen.

1. ______________________________

2. ______________________________

____

ZOM → S. 102

4.17 Schädelabschnitte

Bitte ordnen Sie zu:

1) Schädeldach

2) Vorderfläche des Schädels

3) Schädelbasis

a) an seiner Bildung sind vor allem Stirnbein, Keilbein, Schläfenbein und Hinterhauptbein beteiligt

b) besteht aus den Scheitelbeinen und Knochenschuppen von Stirn- und Hinterhauptbein

c) ist geprägt durch drei Öffnungen zu Augen-, Nasen- und Mundhöhle

ZOM → S. 104

4.18 Nasennebenhöhlen (Sinus paranasales)

Bitte setzen Sie die folgenden Begriffe an die richtige Stelle:

a) Gaumenbein
b) Keilbeinhöhle
c) Stirnhöhle (Sinus frontalis)
d) Keilbein
e) Siebbeinzellen (Cellulae ethmoidales)
f) Mündung der Kieferhöhle
g) harter Gaumen
h) Nasenbein (Os nasale)
i) unterer Nasengang
j) Teil der Kieferhöhle
k) Siebbein

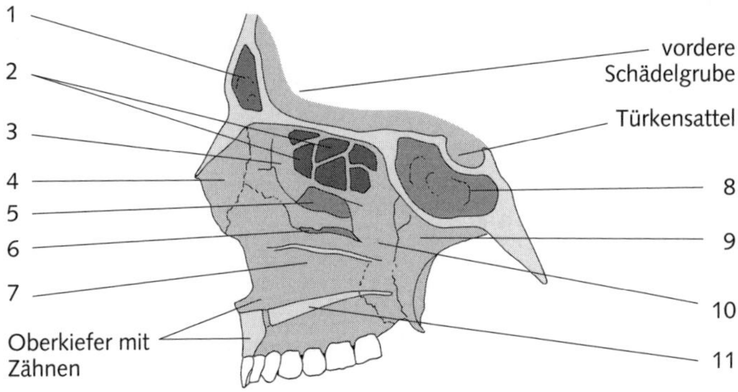

ZOM → Abb. 4.28

✔ 4.19 Fazialisparese

Welche Aussage ist richtig?

a) Die Gesichtsmuskulatur wird vom VI. Hirnnerv innerviert. Bei einer einseitigen Lähmung des VI. Hirnnervs ist ein Großteil der mimischen Muskulatur einer Gesichtshälfte gelähmt.

b) Eine Lähmung des VII. Hinnervs führt u.a. zum Herabhängen des Mundwinkels und zum unvollständigen Augenschluss der betroffenen Gesichtshälfte.

c) Bei einseitiger Lähmung des V. Hirnnervs ist ein Großteil der mimischen Muskulatur einer Gesichtshälfte gelähmt.

d) Eine einseitige Parese des Gesichtsnervs führt zum Herabhängen des Mundwinkels und zum vollständigen Augenschluss der betroffenen Gesichtshälfte.

ZOM → S. 106

4.20 Nasenhöhle

Die folgende Textpassage enthält zwei inhaltliche Fehler. Welche?

Die Nasenhöhle wird hauptsächlich von Nasenbein und Oberkiefer ummantelt. In der Mitte besitzen die paarigen Nasenhöhlen die knöcherne Nasenscheidewand aus Keilbein und Siebbein. Die seitliche Nasenwand wird durch zwei in die Nasenhöhle vorspringende, dachförmige Knochenmuscheln (Nasenmuscheln, Conchae nasales) in Etagen gegliedert.

1. ______________________________

2. ______________________________

ZOM → S. 106

4.21 Muskeln des Halses

Bitte vervollständigen Sie die Beschriftung der Abbildung (Mehrfachbenennungen sind möglich):

a) M. thyrohyoideus
b) M. mylohyoideus
c) Hauthalsmuskel (Platysma)
d) M. stylohyoideus
e) M. digastricus
f) Kopfwender (M. sternocleidomastoideus)
g) M. sternohyoideus
h) M. levator scapulae
i) M. omohyoideus
j) mittlerer Treppenmuskel
k) M. cricothyroideus
l) M. sternothyroideus

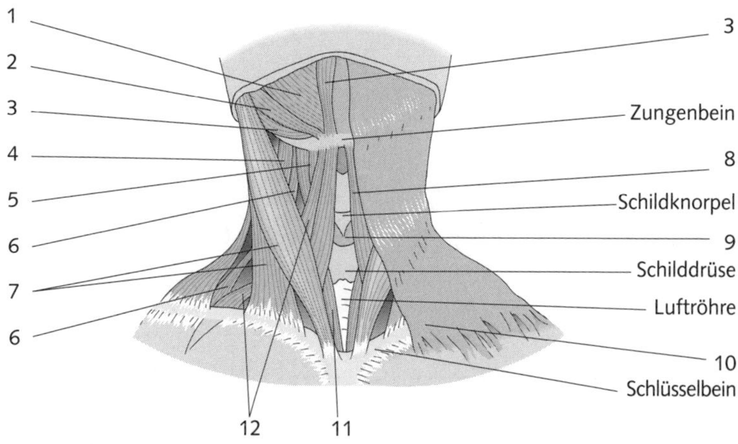

ZOM → Abb. 4.32

4.22 Nerven des Halses

Welche Nerven treten am Punctum nervosum des Halses hervor?

1. ______________________________

2. ______________________________

3. ______________________________

4. ______________________________

ZOM → S. 110

4.23 Kaumuskulatur

Welcher Muskel bewirkt ein Verschieben des Unterkiefers nach vorne sowie Mahlbewegungen?

a) M. masseter

b) M. pterygoideus lateralis

c) M. pterygoideus medialis

d) M. temporalis

ZOM → S. 108

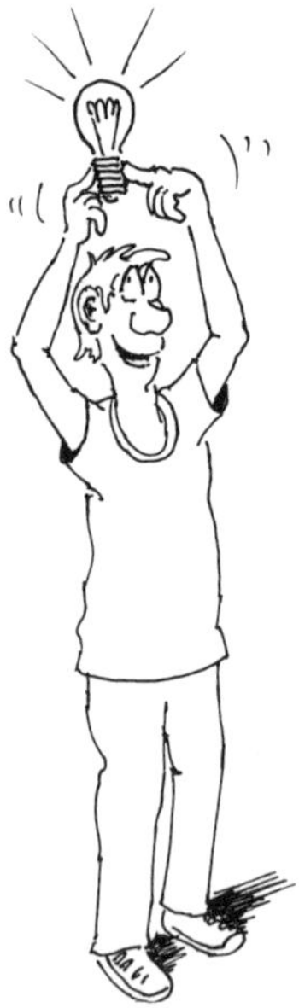

4.24 Kopf- und Halsarterien

Bitte beschriften Sie die Abbildung mit folgenden Begriffen:

a) innere Halsschlagader (A. carotis interna)
b) Kieferarterie
c) obere Schilddrüsenarterie
d) Hinterkopfarterie
e) gemeinsame Halsschlagader
f) Gesichtsarterie
g) äußere Halsschlagader (A. carotis externa)
h) oberflächliche Schläfenarterie
i) Zungenarterie

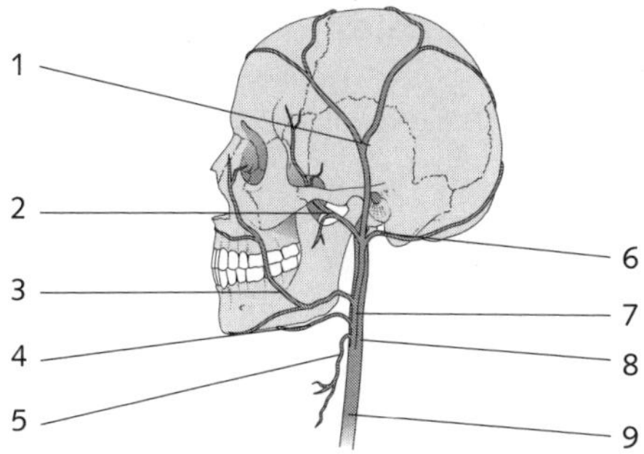

ZOM → Abb. 4.34

4.25 Mundbodenmuskulatur

Welche Muskeln bilden die Mundbodenmuskulatur?

1. ______________________________

2. ______________________________

3. ______________________________

4. ______________________________

ZOM → S. 108

4.26 Nerven des Kopfes

Welche Nerven sind für die Innervation des Kopfes zuständig?

a) N. accessorius

b) N. trigeminus

c) N. trochlearis

d) N. transversus colli

e) N. facialis

f) N. abducens

ZOM → S. 108

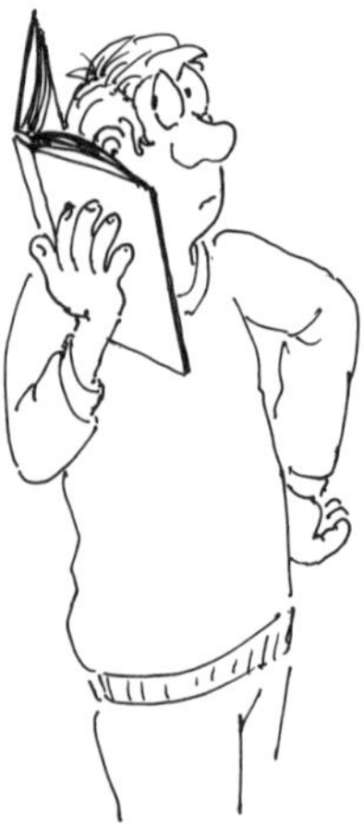

4.27 Kreuz- und Steißbein (Os sacrum und Os coccygis)

Bitte kennzeichnen Sie die folgenden anatomischen Strukturen:

a) Kreuzbeinlöcher (Foramina sacralia)
b) Knochenkämme (Cristae sacrales)
c) Gelenkfläche des Lumbosakralgelenks
d) Kreuzbeinkanal
e) Steißbein (Os coccygis)
f) Gelenkfläche des Sakroiliakalgelenks
g) Gelenkfläche zu L5

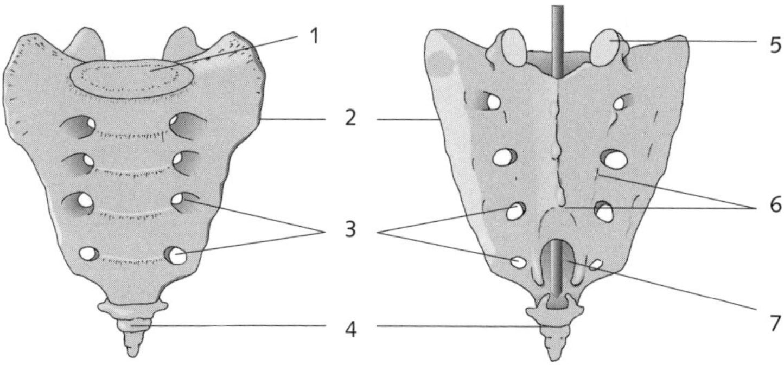

ZOM → Abb. 4.42

☒ 4.28 Beckengürtel

Welche der folgenden Aussagen stimmt nicht?

a) Der Beckengürtel besteht aus dem Kreuzbein und den beiden Hüftbeinen, die zusammen eine ringförmige Struktur bilden.

b) Die beiden Hüftbeine stoßen im Bereich der Schambeinfuge aneinander und bilden eine straffe Amphiarthrose.

c) Das Hüftbein besitzt ein großes Loch, das weitgehend durch eine Bindegewebsraum verschlossen ist und als Muskelursprung dient.

d) Der Raum innerhalb des Beckengürtels ist das Becken. Es wird durch eine ringförmige Linie auf der Innenseite des Beckengürtels in zwei Etagen getrennt.

ZOM → S. 138

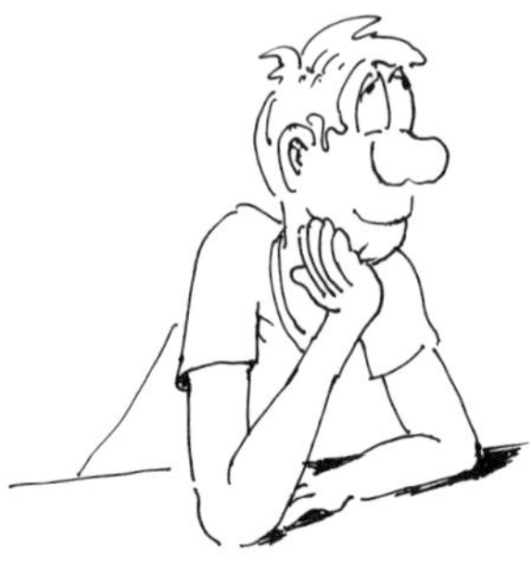

4.29 Bauplan der Wirbel

Bitte ordnen Sie zu:

1) Corpus vertebrae
2) Processus transversi
3) Processus spinosus
4) Processus articulares
5) Arcus vertebrae
6) Foramen vertebrale

a) stellen gelenkige Verbindungen zwischen benachbarten Wirbeln her
b) seine Ansatzstelle am Wirbelkörper weist oben und unten Einschnitte auf
c) dient der Übertragung der Körperlast
d) ist v.a. mit Rückenmuskulatur und Bändern verbunden
e) wird vom Wirbelbogen und Wirbelkörper umgeben
f) artikulieren im Bereich der Brustwirbelsäule mit den Rippen

ZOM → S. 114

4.30 Brustkorb (Thorax)

Bitte ergänzen Sie die fehlenden Beschriftungen der Abbildung:

a) 4. und 5. Interkostalraum (ICR)
b) Rippenknorpel
c) Brustbeinkörper (Corpus sterni)
d) obere Brustkorböffnung (obere Thoraxapertur)
e) echte Rippen (Costae verae)
f) Schwertfortsatz (Processus xiphoideus)
g) untere Brustkorböffnung (untere Thoraxapertur)
h) fliegende Rippen (Costae fluctuantes)
i) Handgriff des Brustbeins (Manubrium sterni)
j) Rippenbogen (Arcus costalis)
k) falsche Rippen (Costae spuriae)

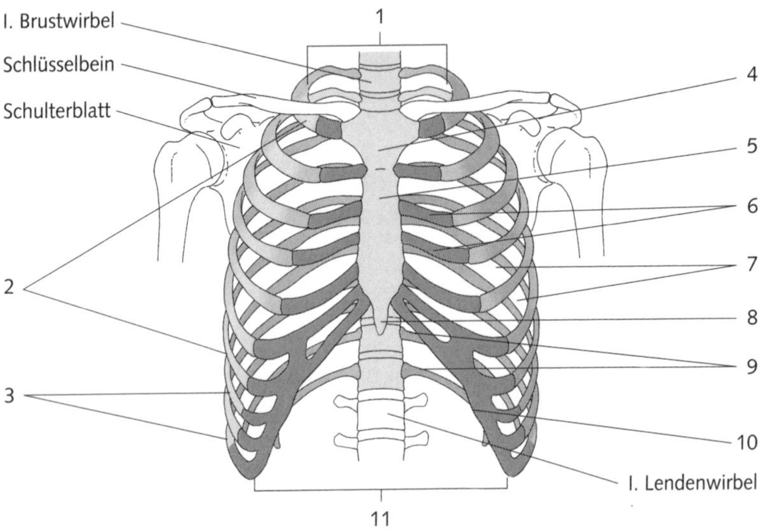

ZOM → Abb. 4.46

4.31 Zwerchfell (Diaphragma)

Ergänzen Sie bitte die folgende Textpassage mit den unten stehenden Begriffen.

Das Zwerchfell ist an der ____________________ angeheftet und trennt als ____________________ Brust- und Bauchraum. Es besteht aus einem ____________________, der sich entsprechend seiner ____________ in ____________________ gliedert sowie einer ____________________ ______________, die mit dem ______________ verwachsen ist.

drei Abschnitte, Herzbeutel, Muskel-Sehnen-Platte, Muskelteil, Ursprungsbereiche, unteren Brustkorböffnung, zentralen Sehnenplatte

ZOM → S. 120

4.32 Zwischenrippenmuskeln (Mm. intercostales)

Welche Aussagen sind richtig?

a) Die inneren Zwischenrippenmuskeln füllen die Interkostalräume von der Wirbelsäule bis zu den Rippenknorpeln.

b) Die äußeren Zwischenrippenmuskeln verlaufen schräg von hinten nach vorne unten und füllen die Interkostalräume vom Brustbein bis zum Rippenwinkel.

c) Die äußeren Zwischenrippenmuskeln füllen die Zwischenrippenräume von der Wirbelsäule bis zu den Rippenknorpeln.

d) Die inneren Zwischenrippenmuskeln füllen die Interkostalräume vom Brustbein bis zum Rippenwinkel, an dem sich die Rippe mit nach vorne biegt.

ZOM → S. 118

4.33 Rumpf-Schultergürtel-Muskeln

Bitte beschriften Sie die Abbildung:

a) breiter Rückenmuskel
b) Kapuzenmuskel
c) kleiner Rautenmuskel
d) großer Rautenmuskel
e) Schulterblattheber

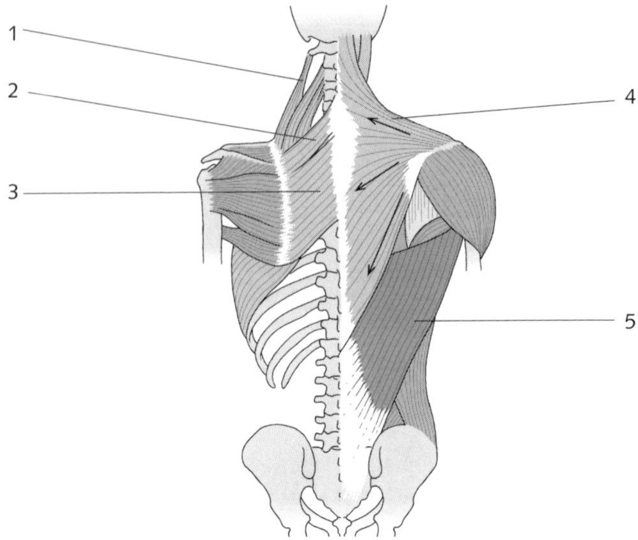

ZOM → Abb. 4.56

4.34 Bauchwand und Bauchmuskulatur

Bitte ordnen Sie zu:

1) Linea alba
2) Leistenband
3) M. rectus abdominis
4) M. obliquus externus abdominis
5) M. obliquus internus abdominis
6) M. transversus abdominis
7) M. quadratus lumborum

a) ein mehrbäuchiger Muskel, der längs vom Sternum bis zur Symphyse verläuft und in der Rektusscheide untergebracht ist
b) gehört zu den seitlichen Bauchmuskeln, seine Muskelfasern verlaufen schräg abwärts
c) zählt zu den seitlichen Bauchmuskeln, seine Muskelfasern ziehen fächerförmig schräg aufwärts
d) rechte und linke Bauchwandhälfte sind über ein längs verlaufendes Band miteinander verbunden
e) ein bindegewebiges, derbes Band zwischen vorderem oberen Darmbeinstachel und Symphyse
f) einziger hinten liegender Bauchmuskel, der zwischen 12. Rippe, Lendenwirbeln und Beckenkamm ausgespannt ist
g) bildet die innerste Schicht der seitlichen Bauchmuskeln, seine Muskelfasern verlaufen nahezu horizontal

ZOM → S. 120 u. 122

4.35 Rückenmuskeln (oberflächliche Muskelgruppe)

Nennen Sie die einzelnen Muskeln der oberflächlichen Rückenmuskulatur.

1. ______________________________

2. ______________________________

3. ______________________________

4. ______________________________

5. ______________________________

6. ______________________________

ZOM → S. 122

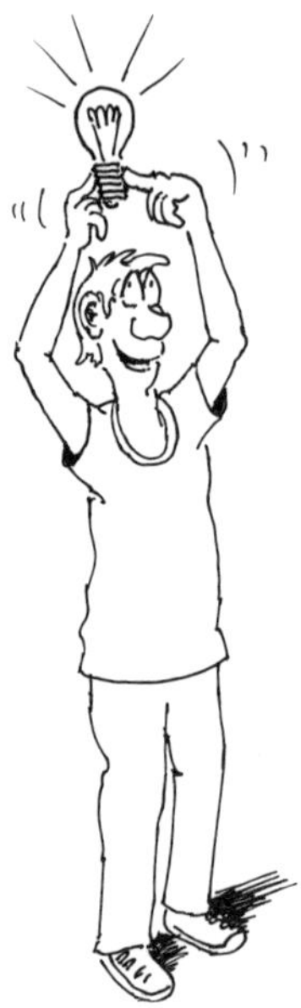

4.36 Handskelett

Bitte kennzeichnen Sie die folgenden anatomischen Strukturen:

a) Fingerglieder
b) Speiche
c) Mittelhandknochen
d) Elle
e) Erbsenbein (Os pisiforme)
f) Hakenbein (Os hamatum)
g) Griffelfortsatz (der Elle)
h) Dreieckbein (Os triquetrum)
i) Kahnbein (Os scaphoideum)
j) Griffelfortsatz (der Speiche)
k) Kopfbein (Os capitatum)
l) großes Vieleckbein (Os trapezium)
m) Mondbein (Os lunatum)
n) kleines Vieleckbein (Os trapezoideum)
o) Sesambein

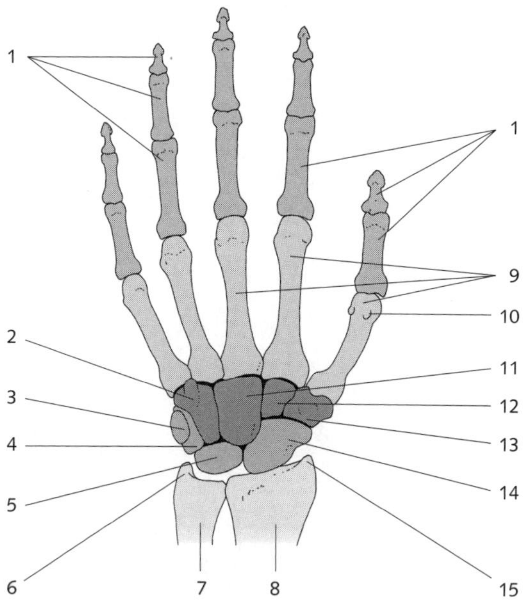

ZOM → Abb. 4.65

4.37 Schultergürtel und Schultergürtelmuskulatur

Bitte ordnen Sie zu:

1) Kapuzenmuskel
2) Clavicula
3) vordere Sägemuskel
4) Scapula
5) Rautenmuskel

a) hebt das Schulterblatt nach medial und oben

b) bildet mit seiner äußeren Ecke die Gelenkpfanne für den Oberarmkopf

c) zieht das Schulterblatt nach oben, nach medial und nach unten

d) bildet Gelenke einerseits mit Sternum und andererseits mit Akromion

e) dreht das Schulterblatt so stark, dass der Arm über die Horizontale erhoben werden kann

ZOM → S. 126

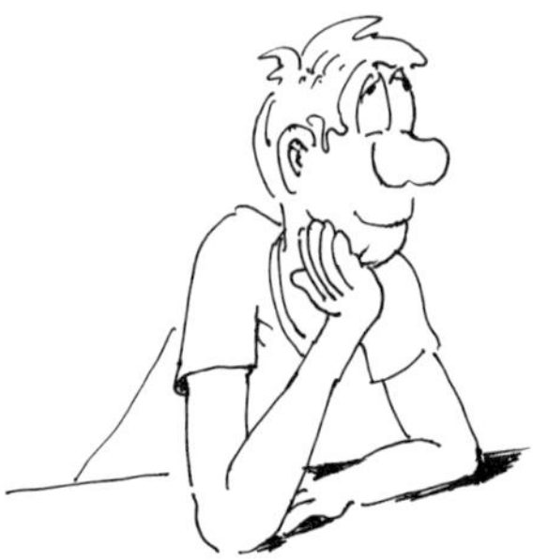

? 4.38 Handwurzelkochen (Ossa carpi)

Füllen Sie bitte die folgende Tabelle aus.

Proximale Handwurzelknochen	Distale Handwurzelknochen

ZOM → S. 130

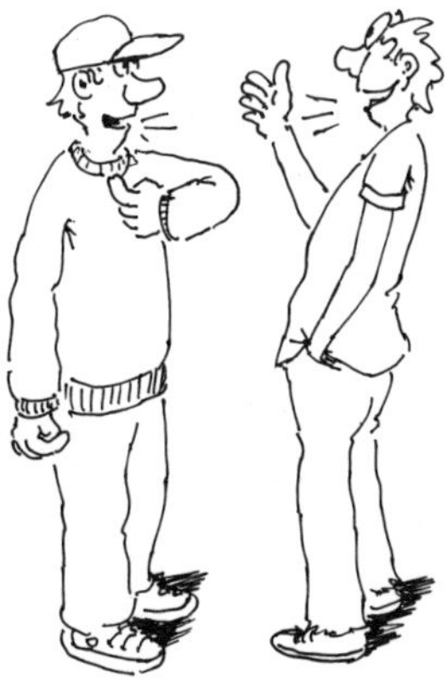

4.39 Kniegelenk (Articulatio genus)

Bitte beschriften Sie die Abbildung (Mehrfachbenennungen sind möglich):

a) inneres Seitenband (Lig. collaterale tibiale)
b) Gelenkknorren des Femurs (Condylus medialis und lateralis)
c) Wadenbeinkopf (Caput fibulae)
d) Kapselband
e) Außenmeniskus
f) Patellarsehne
g) Querband
h) äußeres Seitenband (Lig. collaterale fibulare)
i) Schienbein (Tibia)
j) hinteres Kreuzband (Lig. cruciatum posterius)
k) Fettkörper
l) Innenmeniskus
m) vorderes Kreuzband (Lig. cruciatum anterius)
n) Wadenbein (Fibula)

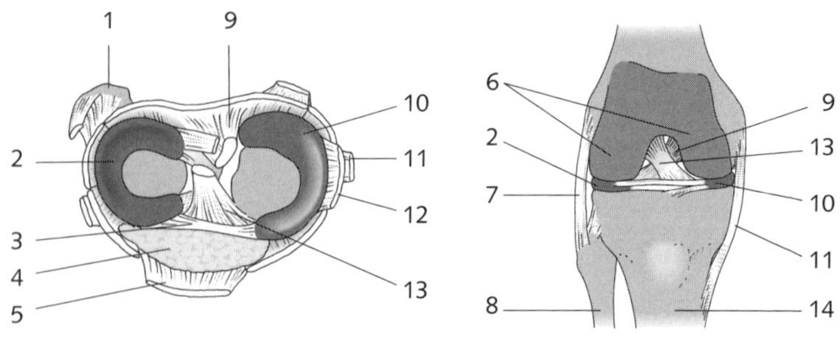

ZOM → Abb. 4.87

5 Herz-Kreislaufsystem

5.1 Lage und Form des Herzen

Beschreiben Sie kurz die Lage und die Form des Herzens.

1. ______________________________

____

2. ______________________________
3. ______________________________
4. ______________________________

____

ZOM → S. 152

5.2 Windkesselfunktion

Vervollständigen Sie die folgende Textpassage mit den unten stehenden Begriffen.

Der vom Herzen während der ____________________ ausgeworfene Blutstrom dehnt die Gefäßwände der Arterien kurz auf. Nach Schluss von ____________________ in der ____________________ ziehen sich die Gefäßwände aufgrund ihrer ____________________ wieder zusammen und schieben das gespeicherte Blut weiter. Auf diese Weise wird der ____________________ in eine gleichmäßige ____________________ umgewandelt.

Aorten- und Pulmonalklappe, Blutströmung, Diastole, Eigenelastizität, systolischen Austreibungsphase, systolische Blutauswurf

ZOM → S. 172

5.3 Binnenräume des Herzens

Bitte setzen Sie die folgenden Bezeichnungen an die richtigen Stellen in der Abbildung:

a) Arterien zu Kopf, Hals und oberen Extremitäten
b) Aorta
c) Lungenarterienstamm (Truncus pulmonalis)
d) linker Vorhof (Atrium sinistrum)
e) Mitralklappe (Valva mitralis)
f) linke Kammer (Ventriculus sinister)
g) Kammerscheidewand (Septum interventriculare)
h) untere Hohlvene (V. cava inferior)
i) rechte Kammer (Ventriculus dexter)
j) Trikuspidalkalppe (Valva tricuspidalis)
k) rechter Vorhof (Atrium dextrum)
l) Pulmonalklappe (Valva trunci pulmonalis)
m) Lungenvenen (Vv. pulmonales)
n) Lungenarterien (Aa. pulmonales)
o) obere Hohlvene (V. cava superior)

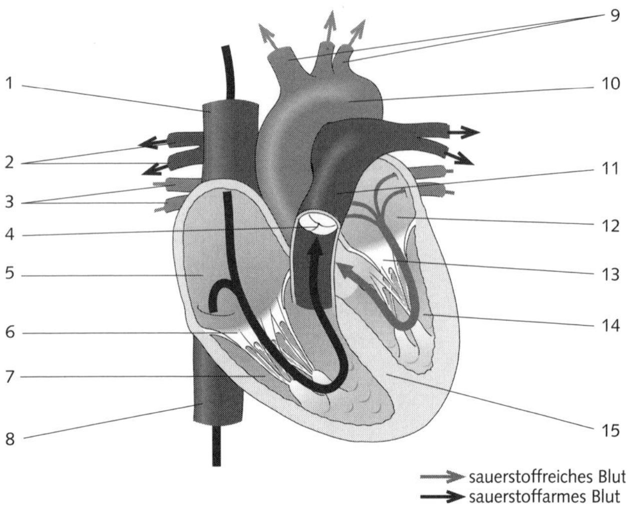

ZOM → Abb. 5.3

5.4 Herzbeutel

Welche Aussagen sind richtig?

a) Der Herzbeutel (Perikard) besteht aus Epikard und Perikard und dient als Gleitlager für die Herzaktionen.

b) Das innere Blatt des Perikards wird durch straffes und reißfestes Bindegewebe gebildet.

c) Zwischen dem serösen Blatt des Perikards und dem Epikard besteht ein Spaltraum, die Perikardhöhle.

d) Das äußere Blatt des Perikards besteht aus einer serösen Haut, die an der Herzbasis in das Epikard übergeht.

ZOM → S. 156

5.5 Phasen des Herzzyklus

Ordnen Sie zu, welcher der folgenden Phasen zur Systole oder zur Diastole gehören.

1) Anspannungsphase	
2) Entspannungsphase	a) Diastole
3) Austreibungsphase	b) Systole
4) Füllungsphase	

ZOM → S. 158

5.6 Ventilebene des Herzens

Bitte setzen Sie die folgenden Bezeichnungen an die richtigen Stellen in der Abbildung.

a) Herzskelett
b) rechte Herzkranzarterie
c) Mitralklappe
d) Pulmonalklappe
e) Trikuspidalklappe
f) Abgang der rechten Herzkranzarterie
g) His-Bündel (Teil des Erregungsleitungssystems)
h) linke Herzkranzarterie
i) Aortenklappe
j) Abgang der linken Herzkranzarterie

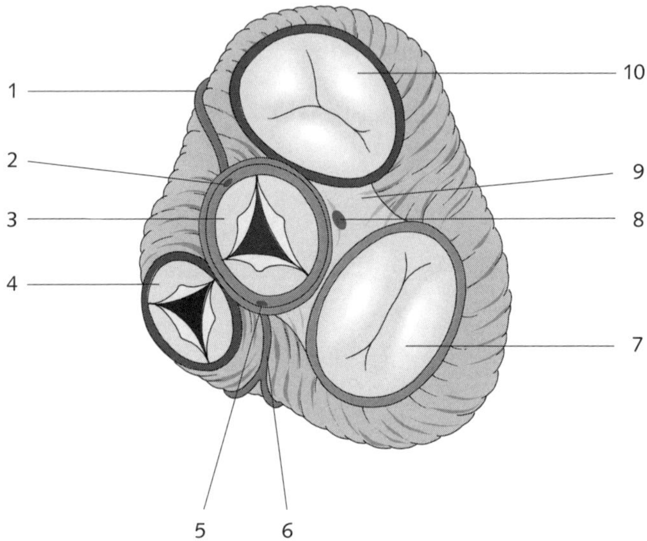

ZOM → Abb. 5.5

✔ 5.7 Regulation der Herzleistung

Markieren Sie die richtige Antwort.

1. Überwiegt der Einfluss des Nervus vagus, so schlägt das Herz…

a) schneller

b) kräftiger

c) langsamer

d) unregelmäßiger

2. Der Parasympathikus beeinflusst die Schlagfrequenz des Herzens…

a) positiv-chronotrop

b) negativ-dromotrop

c) negativ-chronotrop

d) positiv-inotrop

ZOM → S. 160

? 5.8 Herzaktion und Herzklappenn

Ordnen Sie in der unten stehenden Tabelle die zugehörige Phase des Herzzyklus den Herzklappen zu.

Phase des Herzzyklus	Öffnungsverhältnisse der Herzklappen
Anspannungsphase	
Austreibungsphase	
Entspannungsphase	
Füllungsphase	

ZOM → S. 158

5.9 Erregungsleitungssystem des Herzens

Bitte setzen Sie die folgenden Bezeichnungen an die richtigen Stellen in der Abbildung.

a) Purkinje-Fasern
b) Sinusknoten
c) linker Kammerschenkel
d) His-Bündel
e) rechter Kammerschenkel
f) AV-Knoten
g) linker vorderer Kammerschenkel
h) linker hinterer Kammerschenkel

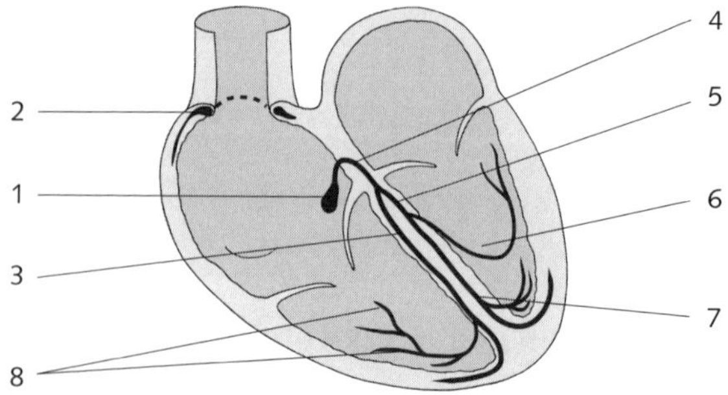

ZOM → Abb. 5.8

5.10 Herzinfarkt

Vervollständigen Sie bitte die Textpassage.

Bei einem vollständigen Verschluss einer _______________ oder einer ihrer _______________, z.B. durch einen _______________, kommt es zum _______________ des Herzens mit einer _______________ des entsprechenden _______________. Dieser Prozess wird als _______________ bezeichnet und ist eine der häufigsten Todesursachen in Deutschland.

Myokardinfarkt, Thrombus, Äste, Sauerstoffmangel, Herzkranzarterie, Nekrose, Herzmuskelgebietes

ZOM → S. 166

5.11 Elektrokardiogramm (EKG)

Ordnen Sie den EKG-Abschnitten die Phase der Herzerregung zu.

1) P-Welle
2) PQ-Strecke
3) QRS-Komplex
4) ST-Strecke
5) T-Welle

a) Erregungsrückbildung in den Kammern
b) vollständige Erregung der Herzkammern
c) vollständige Erregung der Vorhöfe
d) Erregungsausbreitung in den Herzkammern
e) Erregungsausbreitung im Vorhof

ZOM → S. 162

5.12 Blutversorgung des Herzens

Bitte beschriften Sie die Abbildung mit folgenden Begriffen:

a) Ramus interventricularis anterior
b) Lungenarterienstamm
c) rechte Herzkranzarterie
d) Aortenbogen
e) linke Herzkranzarterie
f) Ramus circumflexus
g) obere Hohlvene
h) untere Hohlvene

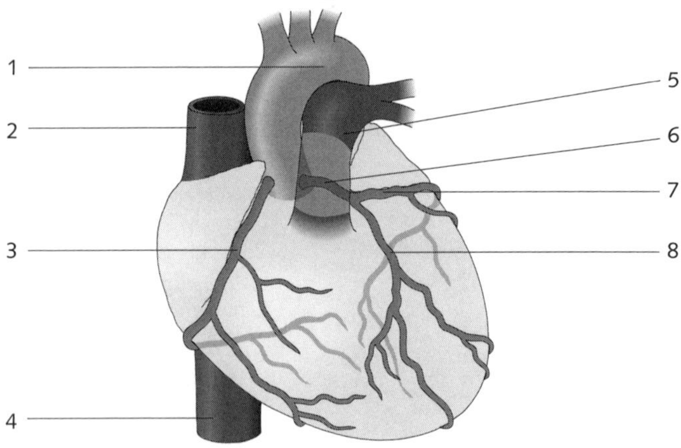

ZOM → Abb. 5.16

5.13 Körper- und Lungenkreislauf

Welche Aussagen sind richtig?

a) Die rechte Herzkammer pumpt mit niedrigem Druck Blut in den Lungenkreislauf. Der Blutdruck im Lungenarterienstamm liegt daher bei ca. 50 mmHg.

b) Die linke Herzkammer pumpt das Blut mit hohem Druck über die Aorta in den Körperkreislauf. Aufgrund dessen variiert der mittlere Blutdruck in den Arterien des Körperkreislaufs zwischen 60–100 mmHg.

c) Das Venensystem zählt aufgrund des niedrigen Blutdrucks von 20–30 mmHg zum Niederdrucksystem. Die Gefäßlichtung der Venen ist deshalb weit.

d) Im Niederdrucksystem der Venen, der Lunge und im Herz sind in der Diastole ca. 80 % des Blutvolumens gespeichert.

ZOM → S. 168

5.14 Wandbau der Arterien

Bitte ordnen Sie den drei Schichten der Arterienwand die richtige Aussage zu.

1) Tunica interna (Intima)

2) Tunica media (Media)

3) Tunica Adventitia (Adventitia)

a) verleiht vor allem den Arterien vom elastischen Typ eine hohe Eigenelastizität

b) besteht aus flachen Zellen, die das Gefäßlumen auskleiden und einer Basalmembran aufsitzen

c) besteht aus faserreichem Bindegewebe mit kollagenen und elastischen Fasern

ZOM → S. 172

? 5.15 Verteilung des Herzzeitvolumens (HVZ)

Füllen Sie bitte die rechte Spalte der Tabelle aus.

Organ	HVZ (Angabe in Prozent)
Gehirn	
Haut in Ruhe	
Nieren	
Leber und Magen-Darm-Trakt	
Skelettmuskulatur in Ruhe	

ZOM → S. 170

5.16 Aufbau der Herzwand

Welche drei inhaltlichen Fehler enthält die folgende Textpassage?

Die Herzwand besteht von innen nach außen aus drei Schichten: Herzinnenhaut (Endokard), Herzmuskelschicht (Myokard) und Herzaußenhaut (Epikard). Das Endokard kleidet alle Innenräume des Herzens aus und besteht aus einer dünnen Endothelschicht. Blutgefäßreiche Endokarddoppelungen bilden die Herzklappen. Das sich anschließende Myokard ist die arbeitende Schicht des Herzens und besteht aus einem Netz glatter Muskelzellen, die stark mit Blutkapillaren aus den Herzkranzgefäßen versorgt werden. Die äußerste Schicht, das Epikard, bildet die innere Schicht des Herzbeutels und besteht zum Myokard hin aus glatten Mesothel.

1. ______________________________

2. ______________________________

3. ______________________________

ZOM → S. 156

5.17 Arterienwand

Tragen sie auf der Abbildung die richtigen Lösungsbuchstaben ein:

a) Media (Tunica media)
b) Gefäßlumen
c) Vasa vasorum
d) Adventitia (Tunica adventitia)
e) Gefäßendothel
f) Intima (Tunica interna)

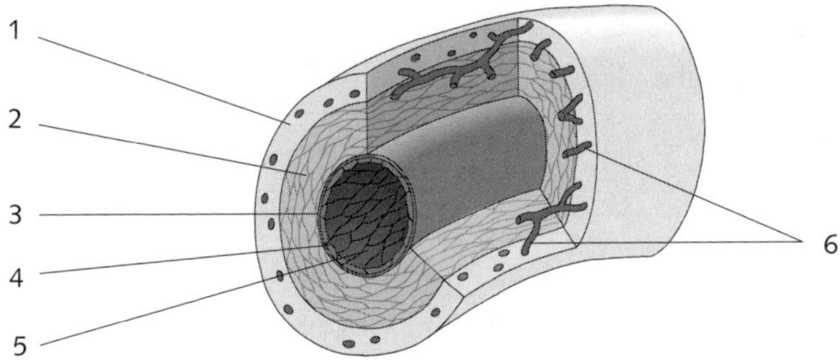

ZOM → Abb. 5.22

5.18 Blutdruck

Welche Aussagen über den Blutdruck treffen zu?

a) Unter Blutdruck versteht man den arteriellen Druck im Körper- und Lungenkreislauf.

b) Die Differenz zwischen systolischem und diastolischem Druck ist die Blutdruckamplitude.

c) Der Blutdruck ist die Kraft, die das Blut auf die Gefäßwände der größeren Arterien und Venen im Körperkreislauf ausübt.

d) Der höhere systolische Blutdruck kommt durch den Blutauswurf in die Aorta zustande, der niedrigere diastolische Blutdruckwert durch die Erschlaffung der Herzmuskulatur.

ZOM → S. 174

5.19 Kreislaufregulation

Vervollständigen Sie die folgende Textpassage mit den unten stehenden Begriffen.

In Aorta, Halsschlagadern und Karotissinus leiten ____________________ Informationen über __________________________ und ____________ an die __________________________ im verlängerten Rückenmark. Bei _________________________ steigern diese Rezeptoren die ______ ___________________, um den Blutdruck zu stabilisieren. Dieser Prozess der Kreislaufregulation wird als__________________________oder auch als _________________________ bezeichnet.

Blutdruck, Blutdruckabfall, Dehnungs- und Druckrezeptoren, Kreislaufzentren, neuronale Kreislaufregulation, Pressorezeptorenreflex, Puls, Sympathikusaktivität

ZOM → S. 178

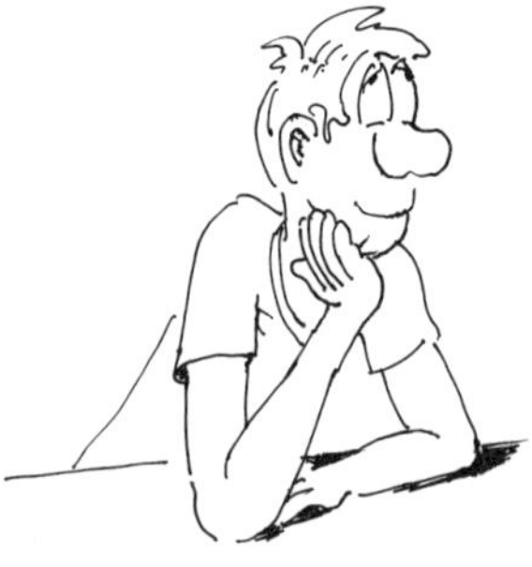

6 Blut

6.1 Aufgaben des Blutes

Nennen Sie vier Aufgaben des Blutes.

1. ______________________________
2. ______________________________
3. ______________________________
4. ______________________________

ZOM → S. 182

6.2 Rote Blutkörperchen (Erythrozyten)

Kreuzen Sie bitte die richtigen Aussagen an.

a) Entwicklungsbedingt besitzen Erythrozyten keinen Zellkern und keine Zellorganellen.

b) Die Erythrozyten machen 75% der Gesamtzellzahl aus.

c) Überalterte Erythrozyten werden in Knochenmark, Milz und Leber von neutrophilen Granulozyten abgebaut.

d) Pro Mikroliter Blut hat der erwachsene Mann 5,4 Mio. und die erwachsene Frau 4,8 Mio. Erythrozyten.

ZOM → S. 182

6.3 Erythropoese

Bitte benennen Sie die auf der Abbildung gezeigten Reifungsstadien der Erythropoese.

a) Retikulozyt
b) Proerythroblast
c) Normoblast
d) Erythroblast
e) Erythrozyt

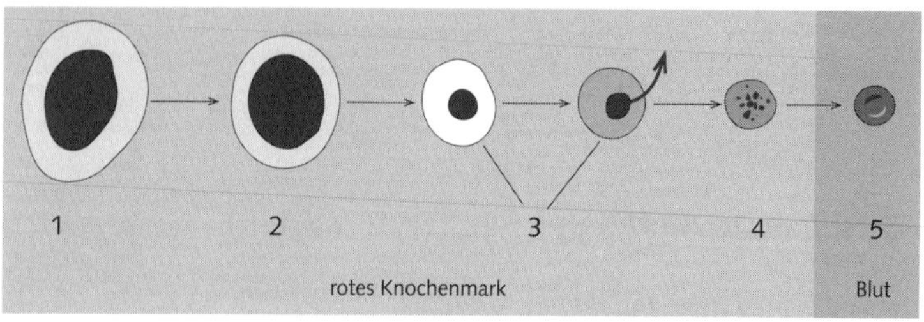

ZOM → S. 186

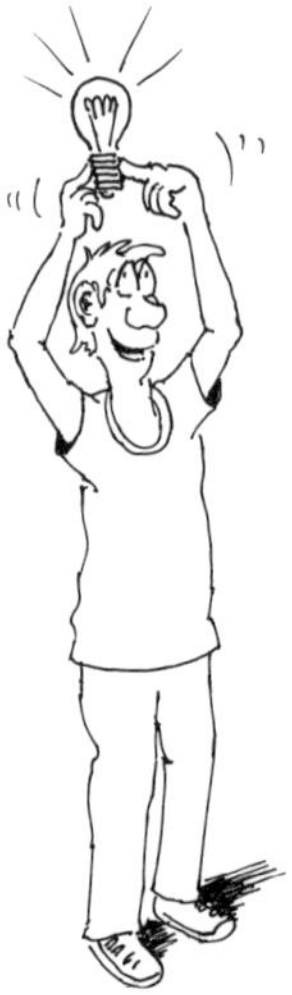

6.4 Funktion und Bau des Hämoglobins

Vervollständigen Sie bitte die folgende Textpassage mit den unten stehenden Begriffen.

Das ______________________ Hämoglobin der Erythrozyten ist am ______________________ beteiligt. Es besteht aus vier ______________________, von denen jede ein ______________ ______________ gebunden hat, das ______________________. Die Hämoglobinkonzentration im Blut beträgt beim Mann ca. ______________ und bei der Frau ca. ______________. In den ______________________ der Gewebe und Organe wird von den Erythrozyten Sauerstoff abgegeben und Kohlendioxid aufgenommen. In den ______________________ wird das Hämoglobin der Erythrozyten mit Sauerstoff beladen und Kohlendioxid in die ______________________ abgegeben.

Farbstoffmolekül, Häm, Kapillaren, Lungen, 160 mg/ml, Lungenbläschen, 140 mg/ml, Sauerstoff- und Kohlendioxidtransport

ZOM → S. 182

6.5 Faktoren der Erythropoese

1–4. Nennen Sie vier Faktoren, die für eine normale Erythropoese notwendig sind. 5. Beschreiben Sie außerdem den Lebenszyklus der Erythrozyten und den Abbau des Hämoglobins.

1. ____

2. ____

3. ______

4. ______

5. ______

ZOM → S. 186

6.6 Weiße Blutkörperchen (Leukozyten)

Bitte benennen Sie die auf der Abbildung gezeigten Typen von Leukozyten.

a) neutrophile Granulozyten (segment-kernig)
b) eosinophile Granulozyten
c) Lymphozyten
d) neutrophile Granulozyten (stab-kernig)
e) basophile Granulozyten
f) Monozyten

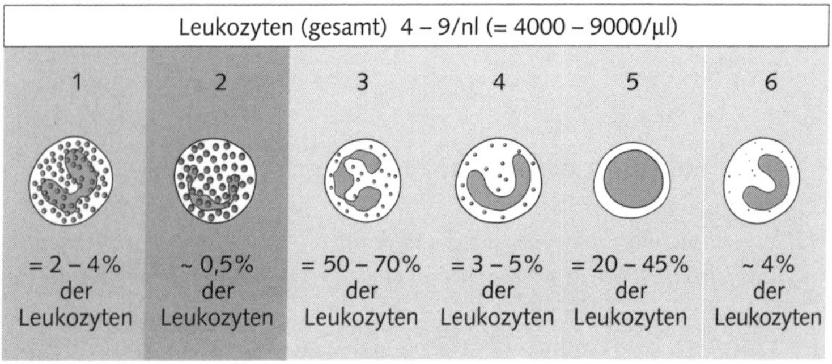

ZOM → Abb. 6.11

6.7 Puffersysteme des Blutes

Welche drei inhaltlichen Fehler enthält die folgende Textpassage?

Der pH-Wert ist ein Maß für die Wasserstoffionenkonzentration einer Lösung. Säuren geben in einer Lösung H^+-Ionen ab, Basen nehmen OH^--Ionen auf. Der pH-Wert des Plasmas beträgt 7,4 und ist damit neutral. Er wird durch Puffersysteme wie z.B. das Proteinat-Puffersystem, das den Großteil der Pufferformen stellt, konstant gehalten.

1. ______________________________

2. ______________________________

3. ______________________________

ZOM → S. 196

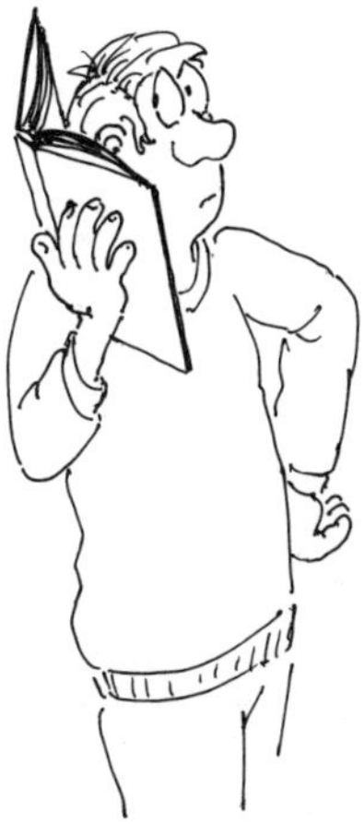

6.8 Hauptgruppen der Leukozyten

Bitte ordnen Sie zu:

1) Neutrophile Granulozyten
2) Basophile Granulozyten
3) Monozyten
4) Eosinophile Granulozyten
5) Lymphozyten

a) spielen bei allergischen Reaktionen eine Rolle und können Antigen-Antikörper-Komplexe phagozytieren

b) enthalten einen nierenförmigen Zellkern und entfalten ihre als Makrophagen erst nach Austritt aus den Blutgefäßen

c) bilden den Hauptanteil aller weißen Blutzellen und sind die Hauptvertreter der unspezifischen Abwehr

d) reifen je nach dem Ort ihrer Prägung im Knochenmark oder im Thymus und sind sowohl Vertreter der spezifischen als auch der unspezifischen Abwehr

e) enthalten in ihren Granula Histamin und Heparin, die bei allergischen Reaktionen freigesetzt werden

ZOM → S. 190 u. 192

6.9 Thrombozytenpfropf und Blutstillung

Beschreiben Sie anhand der Abbildung die Schritte der primären Hämostase.

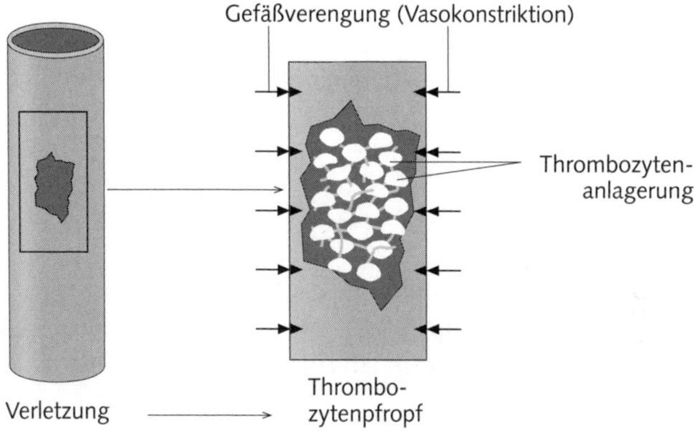

1. ______________________________
2. ______________________________
   ____
3. ______________________________
   ____
4. ______________________________

ZOM → S. 197

6.10 Anämien

Welche der folgenden Aussagen sind richtig?

a) Bei der Sichelzellanämie werden die Erythrozyten aufgrund eines Membrandefektes bei Sauerstoffmangel sichelzellförmig.

b) Bei einer Anämie sind meist Hämoglobin, Erythrozytenzahl und Hämatokrit gleichzeitig erniedrigt.

c) Folsäure und Vitamin B_{12} werden für den DNA-Stoffwechsel der Erythrozyten gebraucht. Die Vitamin B_{12}-Mangel-Anämie bezeichnet man auch als Spärozytose.

d) Hämolyse bezeichnet die Auflösung der Erythrozyten. Als Ursache für hämolytischen Anämien speien v.a. erbliche Formveränderungen oder Membrandefekte der Erythrozyten eine Rolle.

ZOM → S. 188

6.11 Peripheres Blutbild

Bitte ordnen Sie die folgenden Parameter den zugehörigen Normwerten zu:

1) Erythrozytenzahl
2) Leukozytenzahl
3) Thrombozytenzahl
4) Hämatokrit

a) 41–50 % (Männer); 37–46 % (Frauen)
b) 150000–350000/µl
c) 4,5–5,9 Mill./µl (Männer); 4,0–5,2 Mill./µl (Frauen)
d) 4000–9000/µl

ZOM → Abb. 6.32

6.12 Fibrinolyse

In der folgenden schematischen Darstellung der Fibrinolyse verbergen sich drei inhaltliche Fehler. Welche?

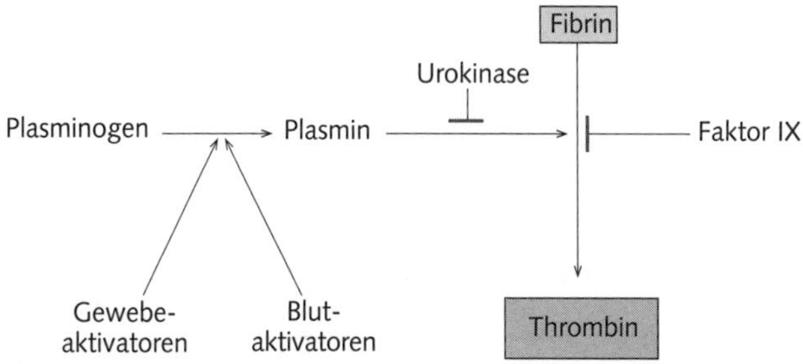

1. ______________________________
2. ______________________________
3. ______________________________

ZOM → Abb. 6.31

6.13 Blutplättchen (Thrombozyten)

Welche Aussagen sind richtig?

a) Thrombozyten sind beidseits nach außen gewölbte Scheiben ohne Zellkern mit einem Durchmesser von ca. 2,5 µm.

b) Thrombozyten enthalten Lysosomen, Mitochondrien, Speichergranula sowie einen Zellkern.

c) Thrombozyten sind abgeschnürte Zellbruchstücke von Megakaryozyten.

d) Als Thrombopenie bezeichnet man eine über 50000 pro µl Blut gesteigerte Thrombozytenzahl.

e) Für eine reguläre Bildung von Megakaryozyten und damit Thrombozyten ist das in der Leber gebildete Thrombopoetin notwendig.

ZOM → S. 194

6.14 Plasmaelektrolyte

Bitte ordnen Sie die folgenden Elektrolyten den zugehörigen Normwerten zu:

1) Natrium	a) 104 mmol/l
2) Chlorid	b) 1 mmol/
3) Kalium	c) 142 mmol/l
4) Magnesium	d) 24 mmol/l
5) Calcium	e) 4,3 mmol/l
6) Bicarbonat	f) 0,9 mmol/l
7) anorganisches Phosphat	g) 2,5 mmol/l

ZOM → Abb. 6.24

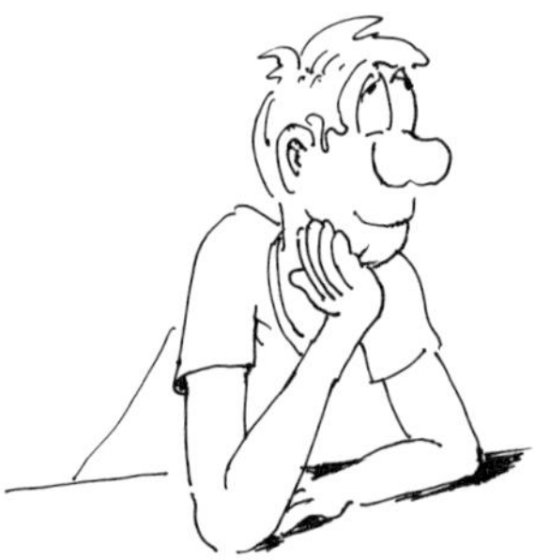

? 6.15 Plasmaproteine

Füllen Sie bitte die rechte Spalte der Tabelle aus.

Proteinfraktion	Proteine der Fraktion	Bedeutung der Proteine
Albumin	Albumin	
α_1 – Globuline	Transcortin	
α_2 – Globuline	α_1 – Lipoprotein	
β-Globuline	Haptoglobin	
γ-Globuline	Immunglobuline	

ZOM → Abb. 6.28

X 6.16 Rhesus-Inkompatibilität

Welche Aussagen treffen nicht zu?

a) Die Rh-Inkompatibilität tritt auf, wenn Rh-positive Erythrozyten in das Blut eines Rh-negativen Empfängers gelangen.

b) Eine fetale Erythroblastose führt zum Verklumpen und zur fortschreitenden Auflösung der Erythrozyten beim Ungeborenen.

c) Bei der Anti-D-Prophylaxe werden der Rh-negativen Mutter Antigene gegen das Rhesusmerkmal D gespritzt.

d) Bei einer erneuten Schwangerschaft mit einem Rh-negativen Feten gehen Anti-D-Antikörper im Blut der Mutter durch die Plazenta auf den Feten über.

ZOM → S. 186

6.17 Gerinnungssystem

Bitte ordnen sie folgende Begriffe einander zu:

1) Gewebethromboplastin

2) Kalziumionen

3) Intrinsisches System

a) Gerinnungsfaktor IVI

b) Gerinnungsfaktoren XII, XI, IX und VIII

c) Gerinnungsfaktor III

ZOM → S. 196 u. 198

6.18 Monozytäres Phagozytensystem

Nennen Sie sieben Zellen des Monozytären Phagozytensystems (MPS).

1. __________
2. __________
3. __________
4. __________
5. __________
6. __________
7. __________

ZOM → S. 192

7 Abwehrsystem und lymphatische Organe

7.1 Phagozytose

Vervollständigen Sie bitte die folgende Textpassage mit den unten stehenden Begriffen.

Die Phagozytose ist eine ______________________________ der ____________________. Der Erreger wird an die ____________________ des ______________________________ angelagert. Diese stülpt sich ein und umschließt den Erreger. Das so entstandene, ____________________ verschmilzt mit einem ______________________________ und wird durch ______________________________ abgebaut. Begünstigt wird die Phagozytose durch ______________________________ der Erreger mit der ____________________ oder ______________________________.

Antikörpern, Endozytose, Erreger-haltige Bläschen, Komplementkomponente C3b, Lysosom, lysosomale Enzyme, Opsonierung, Phagozyten, Sonderform, Zellmembran

ZOM → S. 204

7.2 Spezifische und unspezifische Abwehr

Erklären Sie kurz, was man unter der 1. spezifischen und 2. unspezifischen Abwehr versteht.

1. ____

____

2. ____

____

ZOM → S. 204 u. 206

7.3 Örtliche Barrieren des Körpers

Bitte beschriften Sie die Abbildung:

a) Salzsäure des Magens
b) alkalisches Milieu im Zwölffingerdarm, Lysozym
c) saures Milieu der Scheide
d) Hornschicht, Säuremantel der Haut
e) Lysozym in Tränenflüssigkeit und Speichel
f) Darmflora, Lysozym
g) Schleim mit Lysozym und Flimmerepithel der oberen Atemwege

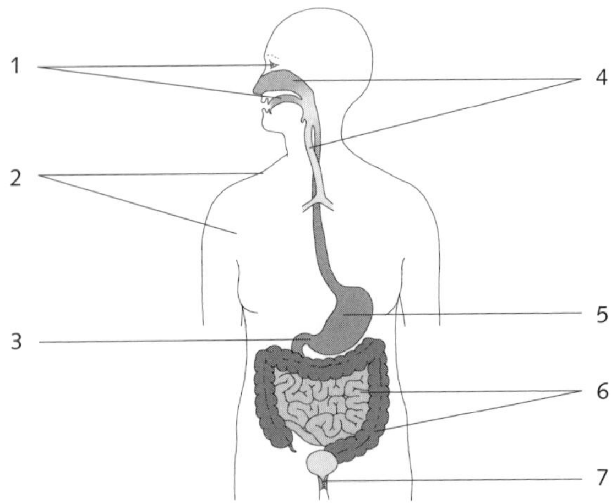

ZOM → Abb. 7.2

7.4 Zytokine

Bitte ordnen Sie zu:

1) Chemokine
2) Interferone
3) Interleukine
4) Tumor-Nekrose-Faktoren

a) aktivieren die Lymphozyten und fördern deren Vermehrung und Ausreifung
b) töten Tumorzellen ab und stimulieren die Phagozytose von Fresszellen
c) haben u.a. virus- und wachstumshemmende Funktionen
d) leiten Leukozyten zum Ort einer entzündlichen Reaktion

ZOM → S. 206

7.5 MHC-Moleküle

Nennen und erläutern Sie zwei Klassen der MHC-Moleküle.

1. ______________________________

____

2. ______________________________

____

ZOM → S. 208

7.6 Opsonierung

Bitte ordnen Sie der Abbildung folgende Begriffe zu:

a) bakterizide Substanzen
b) Antikörperrezeptor
c) Erreger
d) Makrophage
e) Migration
f) C3b-Rezeptor
g) Chemokinrezeptor
h) Antikörper
i) C3b des Komplementsystems
j) Chemokine
k) Phagozytose
l) Opsonierung
m) Anheftung

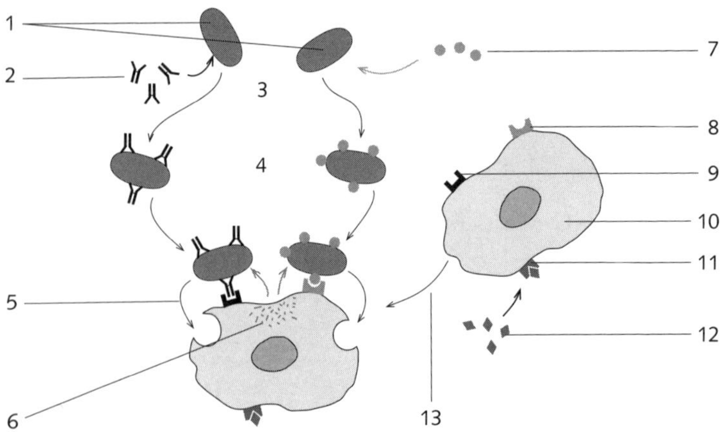

ZOM → Abb. 7.3

7.7 Bildung von Plasmazellen

Ergänzen Sie bitte die folgende Textpassage mit den unten stehenden Begriffen.

B-Lymphozyten werden durch aktivierte, passende ____________ stimuliert und vermehren sich in den ____________ ____________. Sie heißen hier ____________ bzw. ____________. Diese verlassen die ____________ ____________ wieder und gelangen auf dem ____________ ins ____________ der verschiedenen Organe. Hier differenzieren sie zu ____________ aus und kehren nicht mehr ins ____________ zurück, sondern sezernieren ____________.

Antikörper, Bindegewebe, Blut, Lymph- und Blutweg, lymphatischen Organe, Plasmazellen, Sekundärfollikeln lymphatischer Organe, T-Helferzellen, Zentroblasten, Zentrozyten

ZOM → S. 210

7.8 Funktionen der Milz

Nennen Sie die Hauptaufgaben der Milz.

1. ____________
2. ____________
3. ____________

ZOM → S. 218

7.9 Feinbau der Milz

Folgende Begriffe sollen an die richtige Stelle gesetzt werden:

a) retikuläres Grundgewebe
b) Bindegewebebalken
c) Balkenvene
d) Sekundärfollikel
e) Pulpavene
f) Bindegewebekapsel
g) rote Pulpa
h) Zentralarterie mit Lymphozytenscheide
i) Milzsinus
j) Balkenarterie

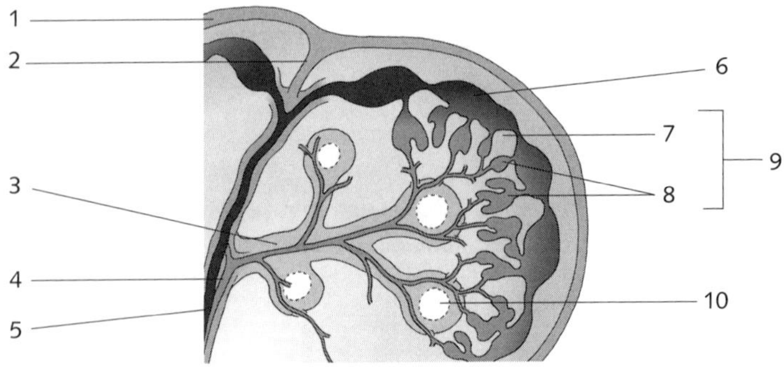

ZOM → Abb. 7.20

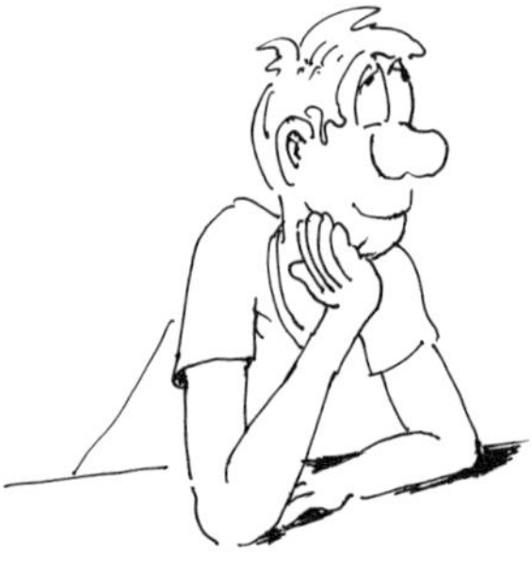

7.10 Antikörper (Immunglobuline)

Bitte ordnen Sie zu:

1) Immunglobulin A
2) Immunglobulin D
3) Immunglobulin E
4) Immunglobulin G
5) Immunglobulin M

a) Bildung bei immunologischer Erstreaktion
b) Bedeutung bei allergischen Reaktionen
c) Abgabe in Sekrete, Erregerbindung
d) früher Antigenrezeptor auf B-Lymphozyten
e) Hauptklasse von Immunglobulinen im Blut

ZOM → S. 210

7.11 Immunisierung

Nennen und erläutern Sie zwei Formen der Immunisierung.

1. ______________________________

____

____

2. ______________________________

____

ZOM → S. 212

7.12 Lymphgefäße

Bitte setzen Sie die folgenden Bezeichnungen an die richtigen Stellen in der Abbildung:

- **a)** Milchbrustgang (Ductus thoracicus)
- **b)** Zwerchfell (Diaphragma)
- **c)** Halslymphknoten
- **d)** Lymphstämme aus unteren Extremitäten, Bauch und Becken
- **e)** mesenteriale Lymphknoten
- **f)** linker Venenwinkel
- **g)** Lymphzisterne (Cisterna chyli)
- **h)** Achsellymphknoten
- **i)** Leistenlymphknoten
- **j)** rechter Hauptlymphgang (Ductus lymphaticus dexter)

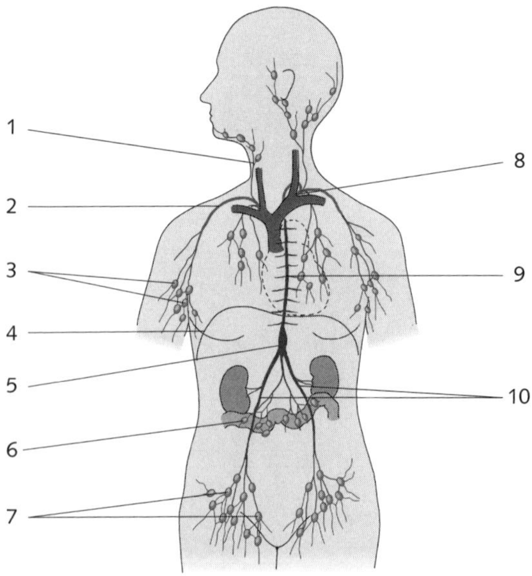

ZOM → Abb. 7.13

7.13 Allergie

Erklären Sie kurz, was man unter der allergischen Reaktion vom Typ I versteht.

1. ______________________________

2. ______________________________

ZOM → S. 212

7.14 Lymphatische Organe

Bitte ordnen Sie zu:

1) primär lymphatische Organe
2) sekundär lymphatische Organe

a) Milz
b) Knochenmark
c) Lymphknoten
d) Thymus

ZOM → S. 214

? 7.15 B- und T-Lymphozyten

Füllen Sie bitte die folgende Tabelle aus.

Zelltyp	Funktion
B-Gedächtniszelle	
B-Lymphozyt	
Plasmazelle	
T-Gedächtniszelle	
T-Helferzellen	
Zytotoxischer T-Lymphozyt	

ZOM → Tab. 7.5

7.16 Lymphe

Vervollständigen Sie bitte die folgende Textpassage mit den unten stehenden Begriffen.

Die täglich vom Körper gebildete ____________________, welche über __________ ins ________________ geleitet wird, beträgt etwa ________________. Sie enthält als ________________ Wasser, Elektrolyte, Plasmaproteine und nach Durchströmen von ________________ Lymphozyten, monozytäre Zellen und vermehrt Immunglobuline. Die ____________ aus dem ________________ enthält zusätzlich ________________, die ________________.

2 Liter, Blutfiltrat, Chylomikronen, Dünndarmbereich, Lymphe, Lymphgefäße, Lymphknoten, Lymphmenge, resorbierte Fette, venöse Blut

ZOM → S. 214

7.17 Lymphangitis/-adenitis

Erklären Sie kurz, was man unter der Lymphangitis und der Lymphadenitis versteht.

1. ______________________________

____

____

2. ______________________________

____

ZOM → S. 216

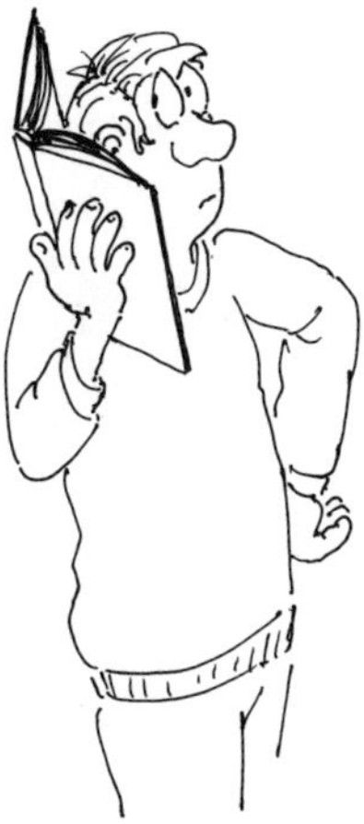

7.18 Lymphknoten

Bitte beschriften Sie die Abbildung:

a) Randsinus
b) Arterie
c) Rinde mit Sekundärfollikeln
d) Intermediärsinus
e) Vasa afferentia
f) Trabekel
g) Markstrang
h) Vas efferens
i) Marksinus
j) Bindegewebekapsel
k) Mark
l) Vene

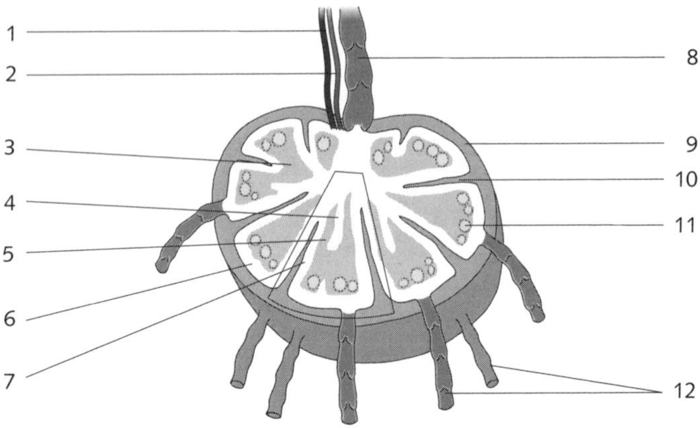

ZOM → Abb. 7.16

7.19 Lymphatischer Rachenring

Erklären Sie kurz, was man 1. unter dem lymphatischen Rachenring versteht und 2. was seine Aufgabe ist.

1. ______________________________

2. ______________________________

ZOM → S. 220

7.20 Thymus

Vervollständigen Sie bitte die folgende Textpassage mit den unten stehenden Begriffen.

Der Thymus liegt vorne im ______________ zwischen ______________ und ______________. Er entwickelt sich aus dem ______________ und nicht aus ______________. Im Thymus erfolgt die ______________ von ______________ zu ______________ ______________. Er ist deshalb ebenso wie das ______________ ein ______________.

immunkompetenten T-Lymphozyten, Keimblatt Entoderm, Knochenmark, Lungen, Lymphozyten, Mesoderm, oberem Herzrand, oberen Mediastinum, Prägung, primäres lymphatisches Organ

ZOM → S. 222

7.21 Antigen-präsentierende Zellen

Die folgende Textpassage enthält zwei inhaltliche Fehler. Welche?

Zu den Antigen-präsentierenden Zellen zählen vor allem Zellen des monozytären Phagozytensystems, z.B. Makrophagen. Sie phagozytieren Erreger bzw. Fremdzellen, bauen diese in Lysosomen ab und präsentieren dann Antikörperbruchstücke zusammen mit MHC-I-Molekülen auf ihrer Zelloberfläche. Diese Kombination kann von passenden B-Lymphozyten erkannt werden.

1. ______________________________

2. ______________________________

ZOM → S. 208

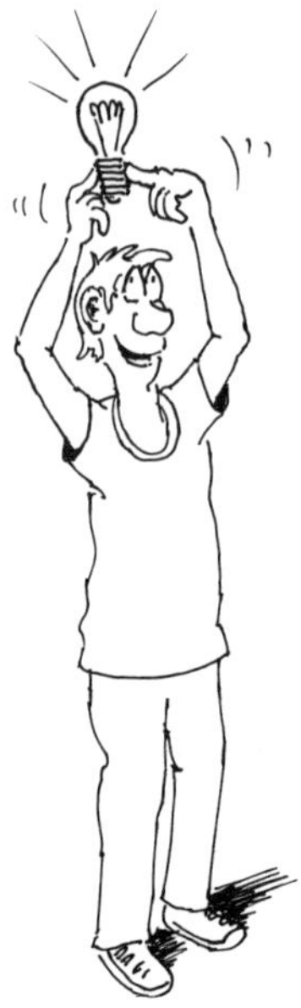

8 Atemsystem

8.1 Atemwege

Nennen Sie die Funktionen der Atemwege.

1. ______________________________
2. ______________________________
3. ______________________________
4. ______________________________

ZOM → S. 226

8.2 Binnenraum des Kehlkopfs

Bitte ordnen Sie zu:

1) Cavitas infraglottica

2) Plicae vocales

3) Vestibulum laryngis

4) Ventriculus laryngis

a) begrenzen die Rima glottidis und enthalten die Stimmbänder

b) seitliche Ausbuchtung zwischen den Taschenfalten oben und den Stimmfalten unten

c) Raum innerhalb der beiden Stimmfalten, der nach unten in die Trachea übergeht

d) zwischen Kehlkopfeingang und den Plicae vestibulares

ZOM → S. 228

8.3 Nasennebenhöhlen (Sinus paranasales)

Bitte beschriften Sie die Abbildung mit folgenden Begriffen:

a) Nasenscheidewand (Septum nasi)
b) Keilbeinhöhle (Sinus sphenoidalis)
c) Nasenhöhle
d) Siebbeinzellen (Sinus ethmoidales)
e) Oberkiefer (Maxilla)
f) Stirnhöhle (Sinus frontalis)
g) Nasenmuscheln (Conchae nasales)
h) Kieferhöhle (Sinus maxillares)

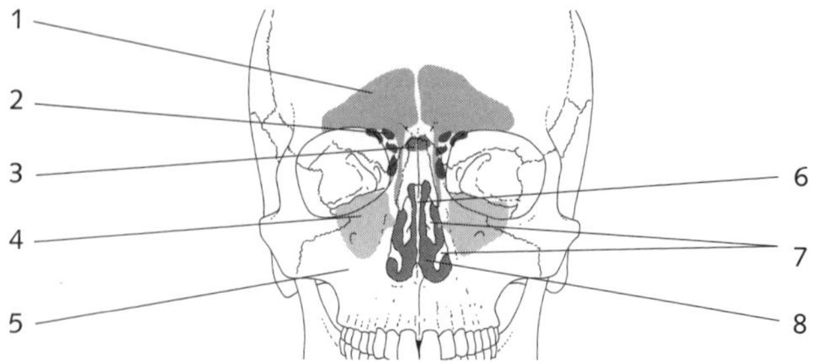

ZOM → Abb. 8.2

8.4 Feinbau der oberen Atemwege

Prüfen Sie die folgenden Aussagen, und kreuzen Sie die richtigen an.

a) Im Schleimhautepithel liegen seromuköse Drüsen, die u.a. der Befeuchtung der Einatmungsluft dienen.

b) Im oberen Bereich der Nasenhöhle befindet sich die Riechschleimhaut. Hier liegen die Sinneszellen für das Geruchsempfinden.

c) Kurz hinter den Nasenlöchern geht das verhornte Plattenepithel der Haut in ein mehrreihiges Säulenepithel (respiratorisches Epithel) über.

d) In der Schleimhaut von Nasenseptum und unteren Nasenmuscheln befinden sich arterielle Geflechte, die zu starkem Nasenbluten führen können.

ZOM → S. 228

8.5 Atmungsregulation

Bitte ordnen Sie zu:

1) chemorezeptive Steuerung

2) mechanorezeptive Steuerung

3) zentrale Atmungssteuerung

a) Rezeptoren im Lungengewebe werden bei der Dehnung der Lunge erregt und geben ihre Impulse über den N. vagus weiter.

b) Nervenzellen im Hirnstamm und im oberen Halsabschnitt des Rückenmarks leiten ihre Impulse zur Atemmuskulatur weiter.

c) hierbei werden der O_2-, der CO_2-Partialdruck und der pH-Wert im arteriellen Blut durch die Atemtätigkeit geregelt.

ZOM → S. 248 u. 250

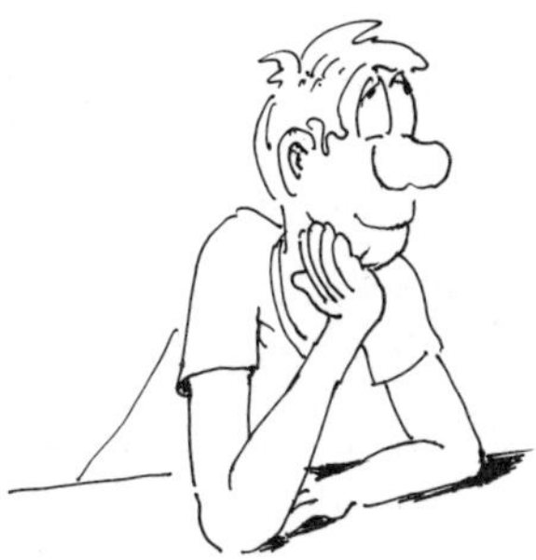

8.6 Rachen (Pharynx)

Bitte setzen Sie die folgenden Bezeichnungen an die richtigen Stellen in der Abbildung:

a) Rachenmandel (Tonsilla pharyngea)
b) Zungenbein
c) Kehlkopfrachen (Mesopharynx)
d) Luftröhre (Trachea)
e) Mundhöhle
f) Mündung der Ohrtrompete (Tuba auditiva)
g) Kehlkopf (Larynx)
h) Gaumenmandel (Tonsilla palatina)
i) Nasenhöhle
j) Nasenrachen (Epipharynx)
k) Kehldeckel (Epiglottis)
l) Mundrachen (Mesopharynx)

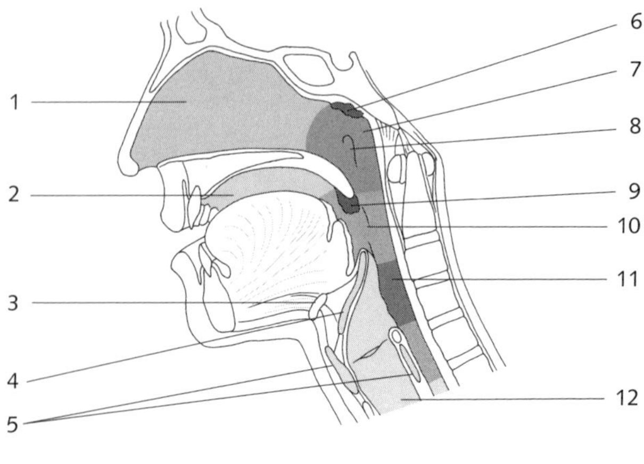

ZOM → Abb. 8.3

✓ 8.7 Stimm- und Lautbildung

Welche Aussagen sind richtig?

a) Der Frequenzumfang der Stimme beträgt ca. 20 bis über 10 000 Hertz.

b) Durch die unterschiedliche Anspannung der Stimmbänder wird die Höhe des Tons bestimmt.

c) Die Stimmbänder werden durch den Luftstrom beim Ausatmen in Schwingungen versetzt.

d) Die Lautbildung erfolgt nach der Tonerzeugung im Kehlkopf vor allem über Rachen, Mund- und Nasenhöhle.

e) Für die Lautbildung sind nur die Lippen und die Stellung der Zahnreihen von entscheidender Bedeutung

ZOM → S. 230

8.8 Feinbau der Luftröhre

Ergänzen Sie bitte die folgende Textpassage mit den unten stehenden Begriffen.

Die Luftröhre wird ausgekleidet von einer Schleimhaut mit ______________ ____________________, das ____________________________ enthält. Die ____________________ schlagen ____________________________ und befördern ____________________________ und darin ________________________.

Unter der Schleimhaut wird die ____________________________ durch 16–20 ____________________________ verstärkt, die nach hinten offen sind.

Flimmerhaare, hufeisenförmige Knorpelspangen, haftende Teilchen, Luftröhrenwand, rachenwärts, respiratorischem Epithel, Schleim, Schleimdrüsen

ZOM → S. 230

8.9 Lungen (Pulmones)

Bitte beschriften Sie die Abbildung mit Hilfe folgender Begriffe:

a) Lappenbronchien
b) linker Unterlappen
c) Luftröhre
d) rechter Hauptbronchus
e) Segmentbronchien
f) rechter Mittellappen
g) rechter Oberlappen
h) linker Hauptbronchus
i) linker Oberlappen
j) rechter Unterlappen
k) Lungenspitze

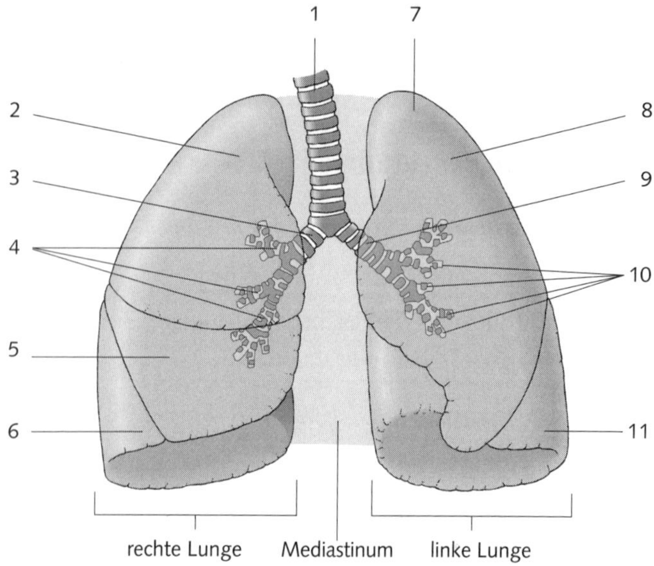

ZOM → Abb. 8.11

8.10 Lungenhilum

Nennen Sie die Strukturen, die am Lungenhilum in die Lunge ein- bzw. aus ihr heraustreten.

1. ______________________________

2. ______________________________

3. ______________________________

ZOM → S. 232

8.11 Brustfell (Pleura)

Ergänzen Sie bitte die folgende Textpassage mit den unten stehenden Begriffen.

Jede Lunge ist von einer ______________ bedeckt, die fest mit dem ______________ verwachsen ist. Sie wird als ______________ bezeichnet und geht am ______________ in das ______________ über, das das ______________, die ______________ und das ______________ überkleidet. Zwischen den beiden ______________ befindet sich der ______________, ein ______________, der von einem ______________ ausgefüllt ist.

Brustwand, Flüssigkeitsfilm, kapillärer Spalt, Mediastinum, Lungenfell, Lungengewebe, Lungenhilum, Pleurablättern, Pleuraspalt, Rippenfell, serösen Haut, Zwerchfell

ZOM → S. 232

8.12 Bronchialbaum

Bitte ordnen Sie der Abbildung folgende Begriffe zu:

a) Bronchioli respiratorii
b) Luftröhre (Trachea)
c) Segmentbronchien
d) Endbronchioli (Bronchioli terminales)
e) Hauptbronchien
f) Alveolargang, Alveolen
g) Lappenbronchien

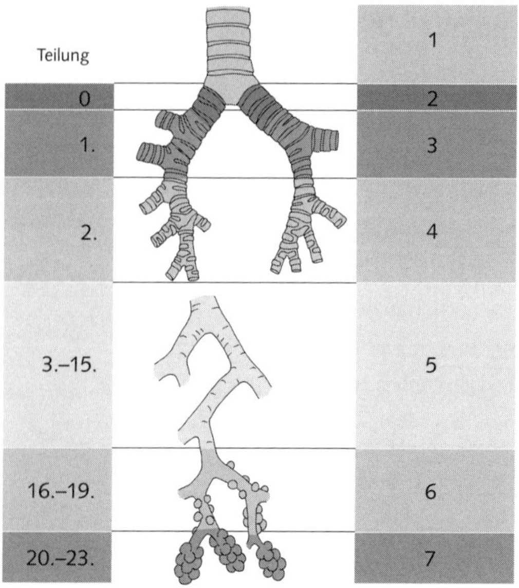

ZOM → Abb. 8.17

8.13 Bronchioli

Die folgende Textpassage enthält zwei inhaltliche Fehler. Welche?

Bronchioli sind feine Bronchialäste und werden durch einschichtiges Plattenepithel ausgekleidet. Mit zunehmenden Aufzweigungen werden die Becherzellen weniger und fehlen schließlich. Unter der Epithelschicht liegt eine relative dünne Muskelschicht, über die die Lichtung weit oder sehr eng gestellt werden kann.

1. ______________________________

2. ______________________________

ZOM → S. 234

8.14 Nasenhöhlen (Cavitates nasales)

Welche der folgenden Aussagen sind falsch?

a) Der Boden der Nasenhöhlen ist der Gaumen, er ist gleichzeitig das Dach der Mundhöhle.

b) Die schrägen seitlichen Wände der Nasenhöhle weisen zwei eingerollte Knochenlamellen auf, die Nasenmuscheln.

c) Zur Mitte hin werden rechte und linke Nasenhöhle durch die knorpelig-knöcherne Nasenscheidewand (Septum nasi) getrennt.

d) In die Nasenhöhlen mündet nur der Tränenausgang, der Tränenflüssigkeit von der vorderen Augenoberfläche abführt.

e) Unter den Nasenmuscheln befinden sich drei Nasengänge (Meatus nasi), der obere, mittlere und untere Nasengang.

ZOM → S. 226

8.15 Alveolarsäckchen (Sacculi alveolares)

Bitte beschriften Sie die Abbildung:

a) Ast der Lungenarterie
b) Alveolen
c) Bronchiolus
d) Alveolarsäckchen
e) Alveolarscheidewand
f) Alveolargang
g) Ast der Lungenvene
h) Kapillarnetz in Alveolarscheidewand
i) Bronchiolus respiratorius

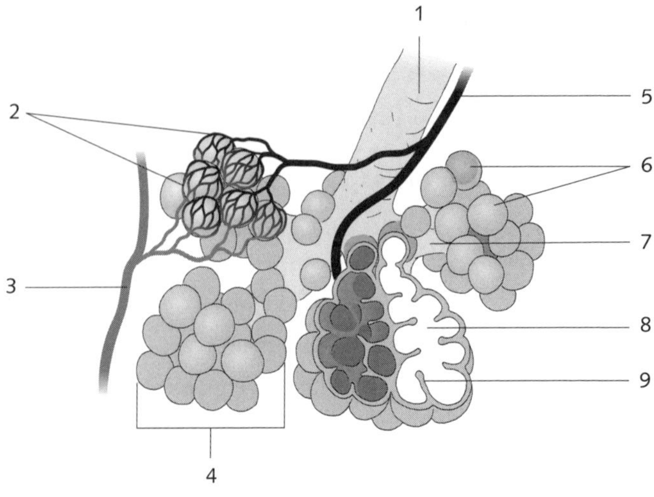

ZOM → Abb. 8.18

8.16 Akute und chronische Bronchitis

Erklären Sie kurz, was man unter der akuten und chronischen Bronchitis versteht. Schildern Sie jeweils die Hauptsymptome bzw. -kriterien.

1. ____

____

2. ____

____

____

ZOM → S. 234

8.17 Asthma bronchiale

Ergänzen Sie die folgende Textpassage mit den unten stehenden Begriffen.

Asthma bronchiale ist durch anfallsweise ____________________ mit erschwerter ____________________ und ____________________ gekennzeichnet. Diese sind durch eine krampfartige ______________ der ____________________, eingedickten ____________________ und eine geschwollene ______________ bedingt. Eine solche durch ______________ der ____________________ bedingte ____________________ bezeichnet man auch als ______________ ______________.

Ausatmung, Atemnot, Bronchialmuskulatur, Kontraktion, Luftwege, Lungenblähung, Lungenfunktionsstörung, obstruktive Ventilationsstörung, Schleim, Schleimhaut, Verengung

ZOM → S. 236

8.18 Alveolarscheidewand

Bitte ordnen Sie der Abbildung folgende Begriffe zu:

a) Nischenzelle
b) kollagene und elastische Fasern
c) Blutkapillare
d) Alveolarmakrophage
e) Basalmembran
f) Fibroblast
g) Alveolardeckzelle

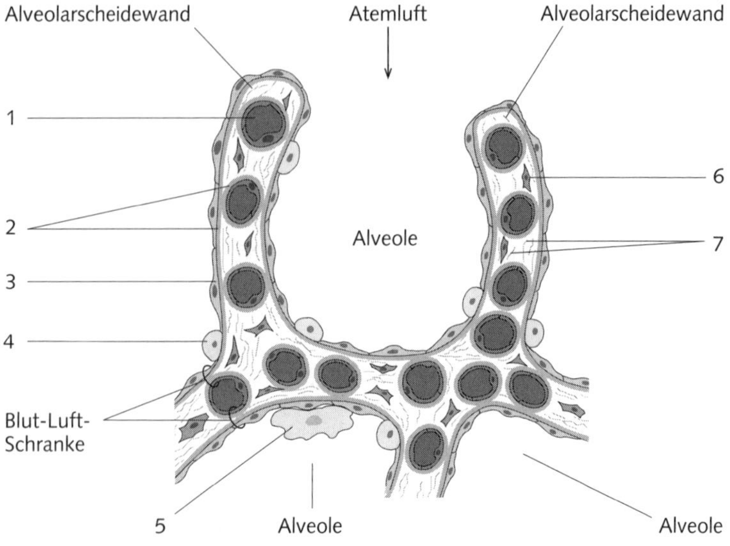

ZOM → Abb. 8.19

8.19 Surfactant

Erklären Sie kurz, was man 1. unter dem Surfactant versteht und 2. wie er seine Wirkung entfaltet.

1. ______________________________

____

2. ______________________________

____

ZOM → S. 236

8.20 Lungenerkrankungen

Welche Aussagen treffen nicht zu?

a) Atelektasen sind kollabierte, luftarme oder luftfreie Alveolen, die somit nicht mehr am Gasaustausch teilnehmen.

b) Bei den Pneumonien wird das Lungenbindegewebe v.a. zwischen den Alveolen abgebaut, so dass die einzelnen Alveolen zu größeren Blasen verschmelzen.

c) Lungenödem bedeutet einen Übertritt von Blutflüssigkeit vor allem in die Lungenalveolen, die von dieser schließlich ausgefüllt werden.

d) Ursache einer Lungenfibrose sind chronische Entzündungen der Lungenbläschenscheidewände durch Krankheitserreger oder eingeatmete Stäube.

e) Beim Lungenemphysem kommt es zu einer Bindegewebevermehrung in den Lungenbläschenscheidewände, wodurch die Blut-Luft-Schranke dicker wird.

ZOM → S. 238 u. 240

8.21 Ventilation

Bitte tragen Sie auf der Abbildung die richtigen Lösungsbuchstaben ein:

a) Ausatmung
b) Die äußeren Zwischenrippenmuskeln kontrahieren sich und heben den Brustkorb an. Das Thoraxvolumen nimmt zu.
c) Das Zwerchfell entspannt sich, die Zwerchfellkuppeln werden angehoben.
d) Einatmung
e) Die inneren Zwischenrippenmuskeln kontrahieren sich und senken den Brustkorb. Das Thoraxvolumen nimmt ab.
f) Das Zwerchfell kontrahiert sich, die Zwerchfellkuppeln werden abgesenkt.

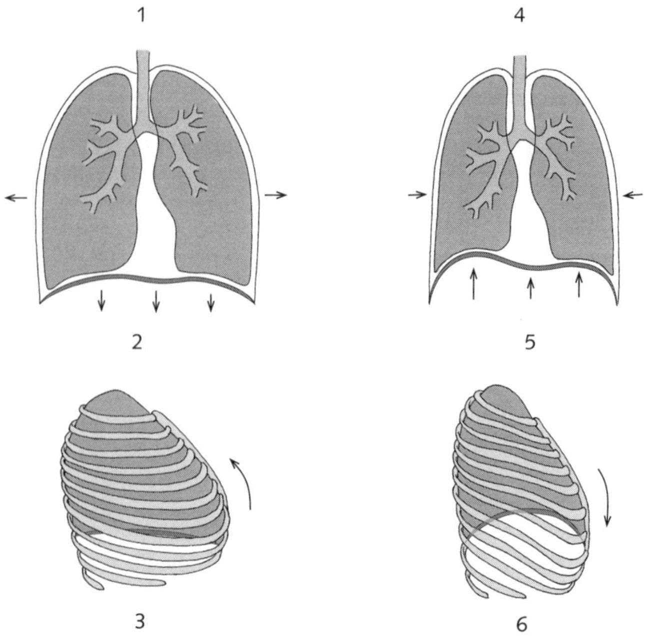

ZOM → Abb. 8.22

9 Verdauungssystem

9.1 Bauchhöhle (Cavitas abdominalis)

Bitte beschriften Sie die Abbildung mit den Lösungsbuchstaben folgender Begriffe:

a) Mastdarm
b) Mesenterium
c) Magen
d) Peritonealhöhle
e) intraperitoneale Organe
f) Querkolon
g) Harnblase
h) retroperitoneale Organe
i) Bauchfell (Peritoneum)
j) Dünndarm
k) großes Netz (Omentum majus)
l) Zwölffingerdarm
m) Leber
n) kleines Netz (Omentum minus)
o) Bauchspeicheldrüse
p) Zwerchfell

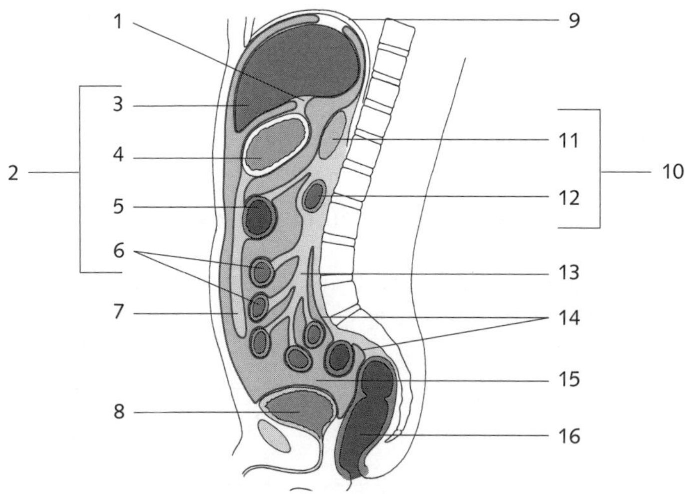

ZOM → Abb. 9.3

9.2 Speiseröhre (Ösophagus)

Ergänzen Sie die folgende Textpassage mit den unten stehenden Begriffen.

Die Speiseröhre ist 25–30 cm lang und beginnt unterhalb des __________ in Höhe des ____________________________ des ____________________. Sie zeigt ____________________, an denen Bissen oder Fremdkörper stecken bleiben können. Das ____________________ der Speiseröhre ist ein ____________________. In der ____________________ gelegene ____________________ geben ihren ____________________ auf die Schleimhaut ab und halten diese gleitfähig. Nach außen schließt sich eine ____________________ an, die im oberen Teil aus ____________________ und im unteren aus ____________________ besteht.

drei physiologische Engen, Drüsen, Epithel, mehrschichtiges unverhorntes Plattenepithel, glatter Muskulatur, quergestreifter, Kehlkopfs, Kehlkopfrachens, Muskelschicht, Ringknorpels, Submukosa, Schleim

ZOM → S. 266

9.3 Wandbau des Verdauungstraktes

Nennen und erläutern Sie die einzelnen Schichten (von innen nach außen) des Verdauungstraktes.

1. ____

   ____

2. ____

3. ____

   ____

4. ____

____

ZOM → S. 254

9.4 Mundhöhle

Bitte beschriften Sie die Abbildung mit folgenden Begriffen:

a) Zäpfchen (Uvula)
b) weicher Gaumen
c) Mundhöhlenvorhof
d) vorderer Gaumenbogen (Arcus palatoglossus)
e) harter Gaumen
f) Gaumenmandel (Tonsilla palatina)
g) hinterer Gaumenbogen (Arcus palatopharyngeus)
h) Rachen (Pharynx)

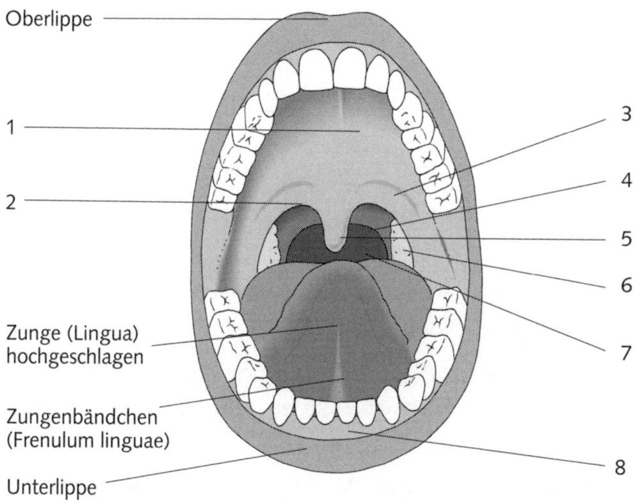

ZOM → Abb. 9.4

9.5 Zungenpapillen

Bitte ordnen Sie zu:

1) Fadenpapillen
2) Blätterpapillen
3) Wallpapille
4) Pilzpapillen

a) befinden sich nur an den seitlichen, hinteren Zungenrändern
b) dienen dem Tast-, Temperatur- und Geschmacksempfinden
c) bedecken den gesamten Zungenrücken und dienen dem Tastempfinden
d) enthalten in ihrer Schleimhaut Geschmacksknospen und seröse Spüldrüsen

ZOM → S. 260

9.6 Feinbau und Funktion des Magens

Welche Aussagen sind richtig?

a) Die hauptsächliche Verdauungsaufgabe des Magens besteht im Abbau von Kohlenhydraten und Lipiden.

b) Das Oberflächenepithel des Magens ist ein Säulenepithel, das bikarbonathaltige Schleime abgibt.

c) Der Magen durchmischt und desinfiziert die Nahrung. Seine hauptsächliche Verdauungsaufgabe besteht im Abbau von Nahrungsproteinen.

d) Die Schleimhautoberfläche des Magens weist punktförmige Einsenkungen auf, die von einem einschichtigen Plattenepithel ausgekleidet sind.

ZOM → S. 266 u. 268

9.7 Zahnaufbau

Bitte setzen Sie die folgenden Bezeichnungen an die richtigen Stellen in der Abbildung:

a) Zahnhalteapparat (Paradontium)
b) Wurzelkanal mit Blutgefäßen und Nerv
c) Zahnhals
d) Zahnschmelz (Enamelum)
e) Zahnpulpa
f) Zahnfleisch (Gingiva)
g) Zahnkrone
h) Wurzelhaut (Desmodontium)
i) kollagene Fasern (Sharpey-Fasern)
j) Zahnwurzel
k) Zahnbein (Dentin)
l) Zahnzement (Cementum)
m) Zahnalveole

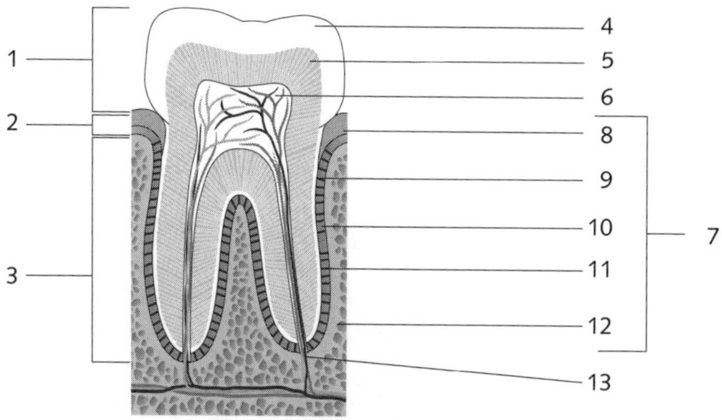

ZOM → Abb. 9.9

9.8 Funktion des Speichels

Füllen Sie bitte die folgende Tabelle aus.

Speichelbestandteile	Funktion
Muzine	
α-Amylase	
Immunglobulin A	
Lysozym	
Wachstumsfaktoren	
Bikarbonat	

ZOM → Tab. 9.17

9.9 Magendrüsen

Bitte ordnen Sie zu:

1) Belegzellen
2) Nebenzellen
3) Intrinsic-Faktor
4) Hauptzellen

a) bilden Pepsinogen als Vorstufe des Verdauungsenzyms Pepsin
b) Schleim produzierende Zellen, die nur im Drüsenhals vorkommen
c) sezernieren Salzsäure, welche die Nahrungseiweiße denaturiert
d) ermöglicht die Resorption von Vitamin B_{12}

ZOM → S. 268

9.10 Große Speicheldüsen

Bitte ergänzen Sie die fehlenden Beschriftungen auf der Abbildung.

a) Ductus submandibularis
b) Glandula parotidea
c) Glandula sublingualis
d) Ductus parotideus
e) Glandula submandibularis

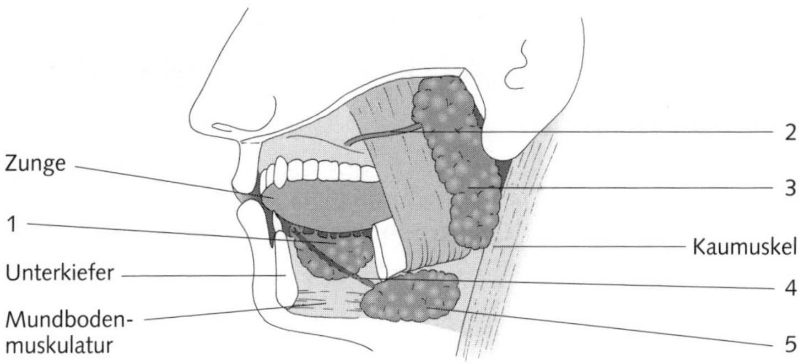

ZOM → Abb. 9.14

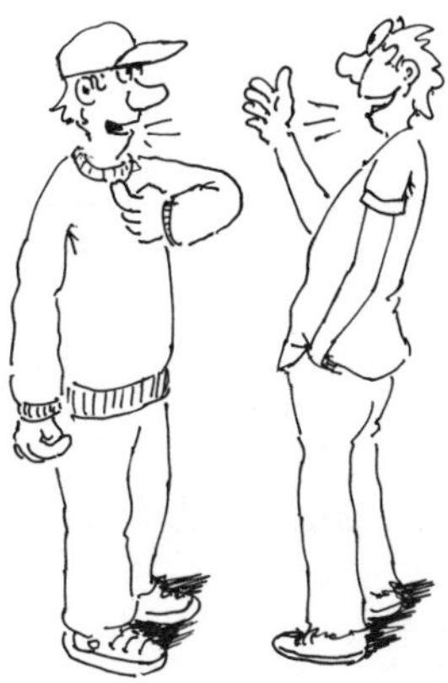

9.11 Erbrechen

Ergänzen Sie bitte die folgende Textpassage mit den unten stehenden Begriffen.

Erbrechen ist ein ____________________, der durch das ______________ im ____________________ gesteuert wird. Beim Erbrechen wird das ____________________ in ____________________ fixiert, die ________________ erschlafft, der Eingang in den ________________ wird verschlossen und es kommt zur ____________________ der ______________ mit ____________________ von schädlichen Stoffen aus dem ____________________.

Bauchwandmuskulatur, Brechzentrum, Einatmungsstellung, Kehlkopf, Kontraktion, Magen, oraler Entleerung, Speiseröhrenmuskulatur, Schutzreflex, verlängerten Mark, Zwerchfell

ZOM → S. 270

9.12 Zunge (Lingua)

Nennen Sie fünf Aufgaben der Zunge.

1. ______________________________
2. ______________________________
3. ______________________________
4. ______________________________
5. ______________________________

ZOM → S. 260

9.13 Magen (Gaster)

Bitte setzen Sie die folgenden Bezeichnungen an die richtigen Stellen in der Abbildung:

a) Magenausgang (Antrum)
b) Magengrund (Fundus)
c) Magenkörper (Corpus)
d) kleine Kurvatur
e) Mageneingang (Cardia)
f) Speiseröhre (Ösophagus)
g) Magenpförtner (Pylorus)
h) große Kurvatur
i) Zwölffingerdarm (Duodenum)

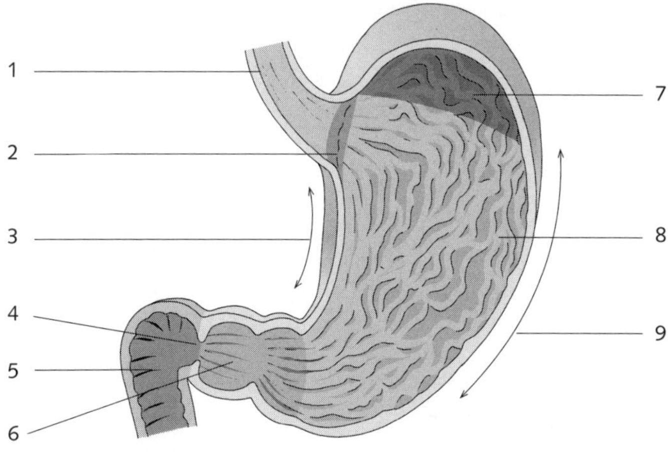

ZOM → Abb. 9.22

9.14 Feinbau des Dünndarms

Bitte ordnen Sie zu:

1) Plicae circulares
2) Brunner-Drüsen
3) Dünndarmzotten
4) Paneth-Körnerzellen
5) Enterozyten
6) Dünndarmkrypten

a) 1 mm hohe, platt- bis fingerförmige Erhebungen der Schleimhaut
b) quer stehende, ringförmige Auswürfe von Muskosa und Submukosa
c) tragen zur Neutralisierung des sauren Mageninhalts bei
d) fingerförmige Einstülpungen des Epithels in das Bindegewebe
e) bilden Bakterien zerstörendes Lysozym
f) besitzen zur Oberfläche hin einen Bürstensaum aus Mikrovilli

ZOM → S. 272

9.15 Appendizitis

Welche Symptome sind charakteristisch für eine Appendizitis?

1. ______________________________
2. ______________________________
3. ______________________________
4. ______________________________

ZOM → S. 276

9.16 Dünn- und Dickdarm

Bitte beschriften Sie die Abbildung mit Hilfe folgender Begriffe:

a) Rektum
b) Caecum
c) Appendix vermiformis
d) Colon descendes
e) Duodenum
f) Colon transversum
g) Jejunum
h) Colon sigmoideum
i) Ileum
j) Colon ascendens

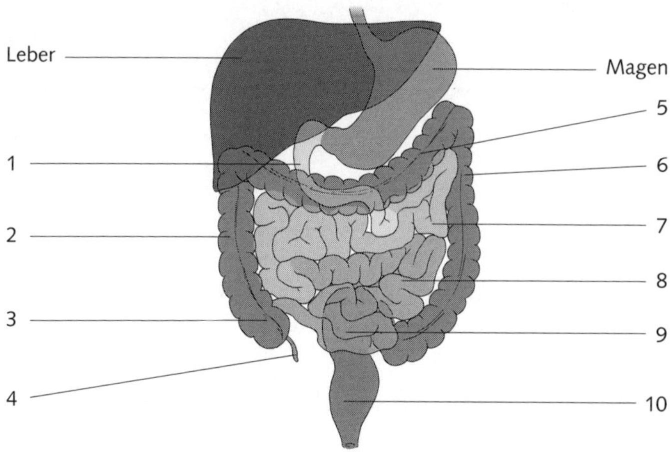

ZOM → Abb. 9.29

9.17 Funktion des Dünndarms

Die folgende Textpassage enthält vier inhaltliche Fehler. Welche?

Im Intestinum tenue werden Triglyzeride durch Pankreaslipoaminasen in Fettsäuren und Monoglyzeride gespalten. Diese Spaltprodukte werden von den Becherzellen resorbiert und wieder in Form von Triglyzeriden mit den Apolipoproteinen verbunden, wodurch Chylomikronen entstehen. Diese gelangen dann auf dem Lymphweg ins Blut, wo ihre Fettsäuren durch die Lipoproteinlipasen der Erythrozyten abgespalten und aufgenommen werden. Die verbleibenden Chylomikronenreste werden vor allem von Enterozyten des Krummdarms weiter verarbeitet.

1. ______________________________

2. ______________________________

3. ______________________________

4. ______________________________

ZOM → S. 274

9.18 Dickdarm (Intestinum crassum)

Welche Aussagen treffen nicht zu?

a) Das Oberflächenepithel ist ein einschichtiges Plattenepithel aus Enterozyten und Becherzellen.

b) Die äußere Längsmuskulatur ist zu drei Strängen gerafft, den Tänien.

c) Durch Kontraktion der Ring- und Längsmuskulatur entstehen die Plicae seminulares.

d) Durch die Kontraktion der Ringmuskulatur entstehen im Dickdarm quere Falten. Dazwischen bilden sich die Haustren.

e) Im Dickdarm gibt es nur noch Krypten. Das Kryptenepithel ist ein einfaches Plattenepithel aus Enterozyten und Becherzellen.

ZOM → S. 274

9.19 Mastdarm (Rektum)

Bitte ordnen Sie der Abbildung folgende Begriffe zu:

a) arterio-venöser Schwellkörper
b) Analkanal
c) äußerer Schließmuskel
d) After
e) Ampulle
f) Längsmuskulatur
g) innerer Schließmuskel
h) Kohlrausch-Falte
i) Ringmuskulatur

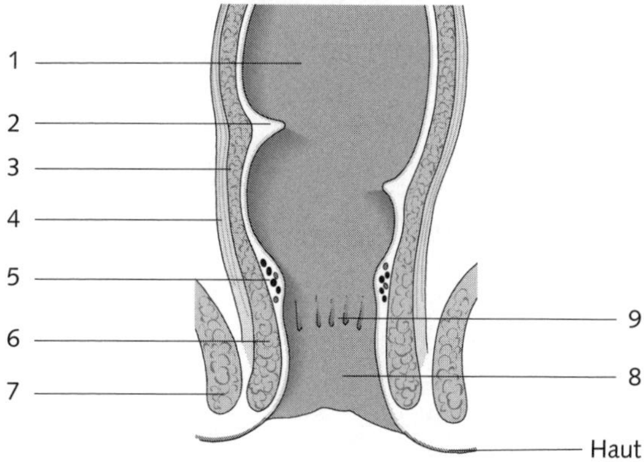

ZOM → Abb. 9.34

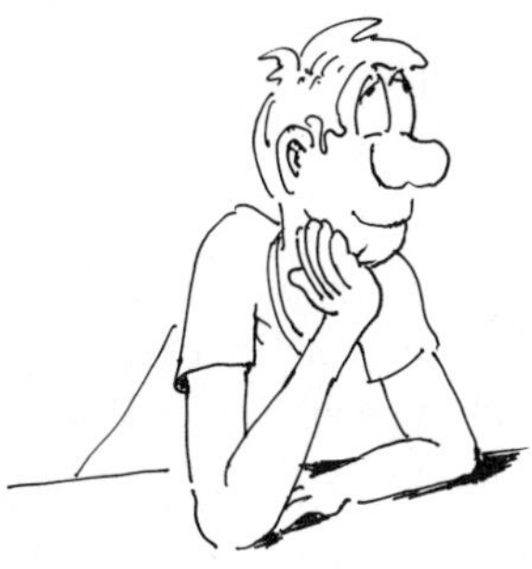

9.20 Funktion und Motorik des Dickdarms

Ergänzen Sie bitte die folgende Textpassage mit den unten stehenden Begriffen.

Der Dickdarm resorbiert NaCl und Wasser und dient damit der ________ des Darminhalts auf ________________________ pro Tag sowie die ____________ des Darminhaltes. In ________________ sind etwa _____ ___________ enthalten, welche u.a. die ________________ unterstützen. Im Dickdarm kommt es durch ________________ der _____________ zu ________________, die seinen Inhalt durchmischen. ________________, die den Darminhalt ________________ bewegen, sind wesentlich seltener.

Vorwärts, 1 ml Darminhalt, 100-200 ml, Eindickung, 10^{12} Bakterien, Kontraktionswellen, Massenbewegungen, lokale Immunabwehr, Ringmuskulatur, Segmentationen, Speicherung

ZOM → S. 276

9.21 Dickdarmerkrankungen

Welche Aussagen über Dickdarmerkrankungen treffen zu?

a) Recht häufig sind die von der Schleimhaut ausgehenden Adenome. Sie sind gutartig und können nicht zu bösartigen Adenokarzinomen entarten.

b) Colitis ulcerosa und Morbus Crohn sind chronische Darmentzündungen unklarer Ursache. Hauptbeschwerden sind Durchfälle und Darmblutungen.

c) Ausstülpungen der Darmwand werden wahrscheinlich durch Obstipation begünstigt. Gefährlich ist vor allem die Divertikulitis.

d) Adenokarzinome sind gutartige Tumoren der Dickdarmschleimhaut, die aber zu bösartigen Adenomen entarten können.

ZOM → S. 276

9.22 Gefäßversorgung des Magen-Darm-Trakts

Bitte beschriften Sie die Abbildung mit folgenden Begriffen:

a) Arteria mesenterica superior
b) gemeinsame Beckenarterie
c) Arteria hepatica propria
d) linke Magenarterie
e) Magen-Zwölffingerdarm-Arterie
f) rechte Magenarterie
g) Truncus coeliacus
h) gemeinsame Leberarterie
i) Arteria mesenterica inferior
j) Milzarterie
k) Aorta

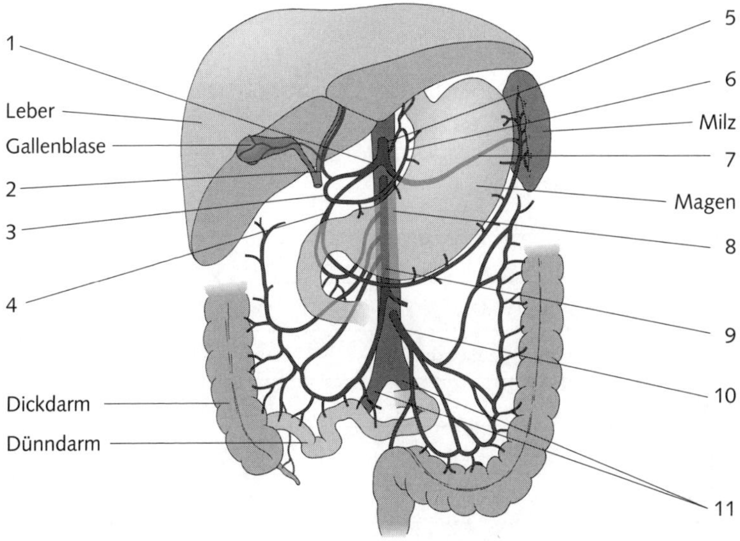

ZOM → Abb. 9.35

9.23 Bauchspeicheldrüse (Pankreas)

Vervollständigen Sie bitte die folgende Textpassage mit den unten stehenden Begriffen.

Die Bauchspeicheldrüse ist 70–120 g schwer und 15–20 cm lang. Sie besteht aus ____________________, in das ____________________, die ____________________, eingelagert sind. Die Zellen der ____________________ bilden ____________________, die in ____________________ gespeichert und im ____________________ aktiviert werden.

endokrine Zellinseln, exokrinen Bauchspeicheldrüse, exokrinem Drüsengewebe, Langerhans-Inseln, Verdauungsenzyme, Zwölffingerdarm, Zymogengranula

ZOM → S. 286

9.24 Verdauungsenzyme des Bauchspeichels

Ordnen Sie in der unten stehenden Tabelle die zugehörige Wirkung den entsprechenden Enzymen zu.

Enzyme	Wirkung
Chymotrypsin, Trypsin, Elastase	
Carboxpeptidasen, Aminopeptidasen	
α-Amylase	
Lipasen	
Nukleasen	

ZOM → Tab. 9.50

9.25 Gallenwege und Pankreasgang

Bitte beschriften Sie die Abbildung mit folgenden Begriffen:

a) Ductus choledochus
b) Ductus hepaticus communis
c) Papilla duodeni major
d) Ductus pancreaticus
e) Ductus hepaticus dexter und sinister
f) Ductus cysticus

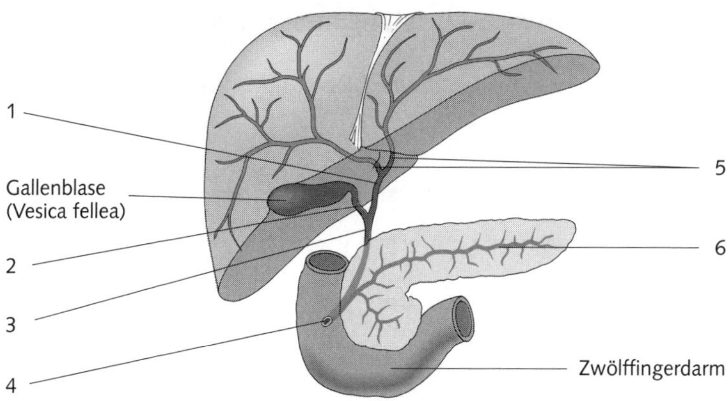

ZOM → **Abb. 9.42**

9.26 Galle und enterohepatischer Kreislauf

Bitte prüfen Sie folgende Aussagen und kreuzen Sie die richtigen an.

a) Eine typische Leistung der Leber ist die Sekretion von Galle. Täglich werden ca. 0,3 Liter Galle gebildet.

b) Gallensalze werden aus Cholesterin gebildet und sind für die Fettverdauung unerlässlich.

c) Die Galle enthält u.a. Ionen, Cholesterin, Bilirubin, Steroidhormone und Medikamente.

d) Ein Großteil der Gallensalze wird im Zwölffingerdarm wieder resorbiert, gelangt dann über die Pfortader abermals in die Leber und wird erneut mit der Galle ausgeschieden.

ZOM → S. 284

9.27 Stoffwechselleistungen der Leber

Nennen Sie sieben Leistungen, die die Leber für den Gesamtorganismus erbringt.

1. ______________________

2. ______________________

3. ______________________

4. ______________________

5. ______________________

6. ______________________

7. ______________________

ZOM → S. 282

9.28 Leber (Hepar)

Im Folgenden sehen Sie die Eingeweidefläche der Leber. Bitte benennen Sie die Strukturen auf der Abbildung:

a) Leberarterie (A. hepatica propria)
b) Pfortader
c) Gallenblase (Vesica biliaris)
d) quadratischer Leberlappen (Lobus quadratus)
e) Hauptgallengang
f) rechter Leberlappen (Lobus hepatis dexter)
g) Gallenblasengang
h) Schweiflappen (Lobus caudatus)
i) gemeinsamer Lebergang
j) untere Hohlvene (Vena cava inferior)
k) linker Leberlappen (Lobus hepatis sinister)

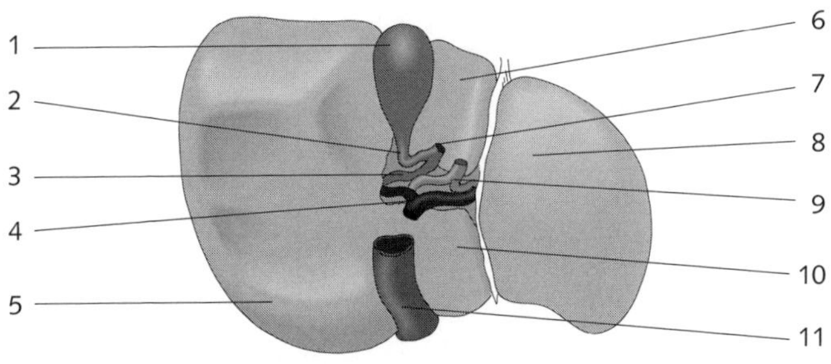

ZOM → Abb. 9.35

? 9.29 Vitamine

Füllen Sie bitte die folgende Tabelle aus.

Vitamin	Wirkung	Mangelerscheinung
Folsäure		
Niazin		
Vitamin B_1		
Vitamin B_6		
Vitamin B_{12}		
Vitamin A		
Vitamin C		
Vitamin K		

ZOM → Tab. 9.64

10 Harnsystem, Wasser- und Elektrolythaushalt

☒ 10.1 Lage und Gestalt der Nieren

Welche Aussage trifft nicht zu?

a) Die Nieren sind bohnenförmig. Jede Niere ist 10–12 cm lang, 5–6 cm breit, ca. 3 cm dick und wiegt 120–200 g.

b) Der obere Nierenpol grenzt an das Zwerchfell und wird von hinten durch die unteren Rippen bedeckt.

c) Die Nieren sind in die Bauchwand neben der Wirbelsäule eingebettet und werden von Bauchfell überzogen, liegen also intraperitoneal.

d) Der untere Nierenpol liegt ca. 5 cm über dem Beckenkamm. Die rechte Niere besteht aufgrund der darüber befindlichen Leber tiefer als die linke Niere.

ZOM → S. 303

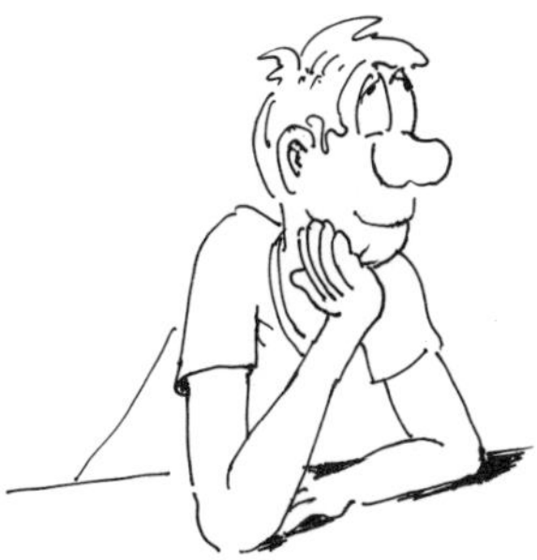

10.2 Hüllsystem der Nieren

Bitte ordnen Sie zu:

1) Capsula adiposa

2) Capsula fibrosa

3) Fascia renalis

a) umhüllt die gesamte Niere ein und ist mit dieser verwachsen

b) ist im Bereich der Nierenpforte zur Mitte und nach unten offen

c) Niere und auch Nebenniere sind in diese schützend eingebettet

ZOM → S. 302

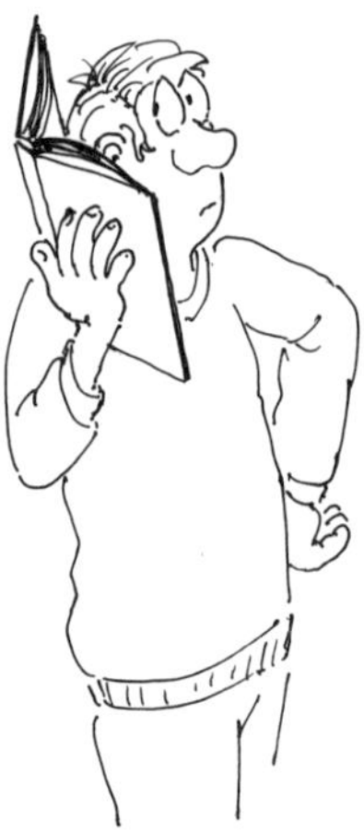

10.3 Innerer Aufbau der Niere

Beschriften Sie bitte die Abbildung mit Hilfe folgender Begriffe:

a) Zwischenläppchenarterie
b) Nierenarterie (A. renalis) 4
c) Harnleiter (Ureter) 6
d) Nierenkapsel 7
e) Markstrahl 1
f) Bogenvene
g) Nierenvene (V. renalis) 5
h) Zwischenlappenarterie
i) Nierenrinde (Cortex renalis) 9
j) Markpyramide 2
k) Nierenbecken 12
l) Rindenlabyrinth 8
m) Nierenpapille
n) Nierenkelch 11
o) Vasa recta
p) Bogenarterie
q) Nierensäule 3

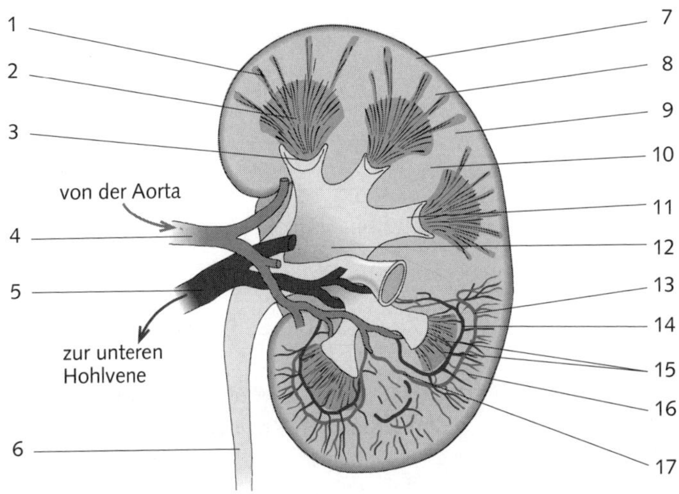

ZOM → Abb. 10.2

10.4 Glomeruläre Filtrationsrate

Erklären Sie kurz, was man 1. unter der glomerulären Filtrationsrate versteht. 2. Nennen Sie Volumenwerte.

1. ______________________________

____

2. ______________________________

____

ZOM → S. 308

10.5 Nierendurchblutung

Vervollständigen Sie bitte die folgende Textpassage mit den unten stehenden Begriffen.

Durch die Nieren fließen ca. __1,2 l__. Diese __Nierendurchblutung__ heißt __renaler Blutfluss__. Der __an!__ ist etwa ______ so groß und bleibt bei einem ______ von ______ konstant. Diese ______ der ______ wird als ______ bezeichnet.

arteriellem Blutdruck, Autoregulation, 1,2 Liter Blut/min, Größe, 80–180 mmHg, halb, Konstanthaltung, Nierendurchblutung, renaler Blutfluss, renale Plasmafluss

ZOM → S. 306

10.6 Blutgefäße der Niere

Bitte setzen Sie die folgenden Bezeichnungen an die richtigen Stellen in der Abbildung:

a) peritubuläre Kapillaren
b) Zwischenlappenarterie
c) Papillengang
d) distaler Tubulus
e) Vasa recta
f) Nierenkörperchen
g) Zwischenläppchenarterie
h) Sekundärharn
i) Verbindungstubulus
j) Zwischenlappenvene
k) proximaler Tubulus
l) Zwischenläppchenvene
m) Sammelrohr
n) Bogenarterie
o) Nierenkelch
p) Bogenvene

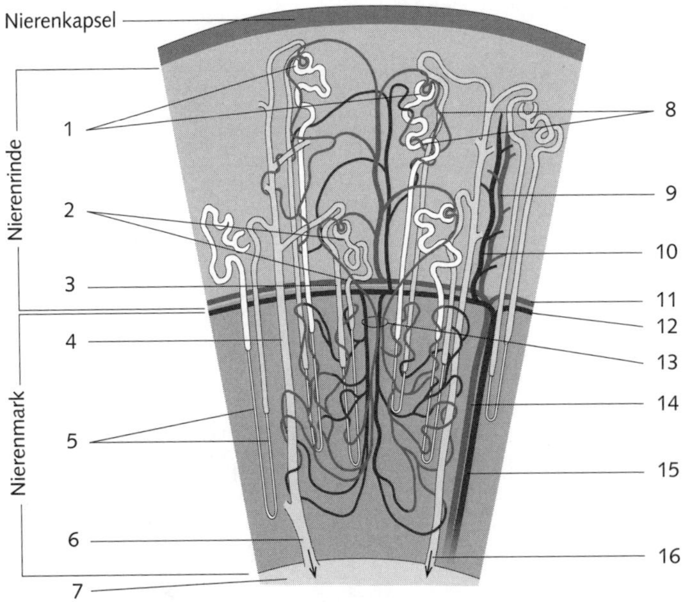

ZOM → Abb. 10.3

? 10.7 Elektrolythaushalt

Füllen Sie bitte die folgende Tabelle aus.

Elektrolyt	Aufgaben im Organismus
Chlorid (Cl^-)	
Kalium (K^+)	
Kalzium (Ca^{2+})	
Magnesium (Mg^{2+})	
Natrium (Na^+)	
Phosphat (PO_4^{3-})	

ZOM → Tab. 10.13

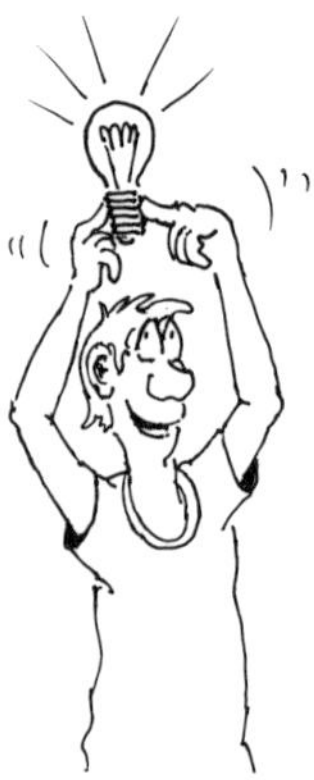

10.8 Nierenkörperchen (Malpighi-Körperchen)

Bitte ordnen Sie der Abbildung folgende Begriffe zu:

a) Podozyten
b) proximaler Tubulus
c) Vas afferens
d) Harnpol
e) Primärharn
f) Gefäßpol
g) Bowman-Kapsel
h) Glomerulusschlingen
i) Kapselraum
j) Vas efferens

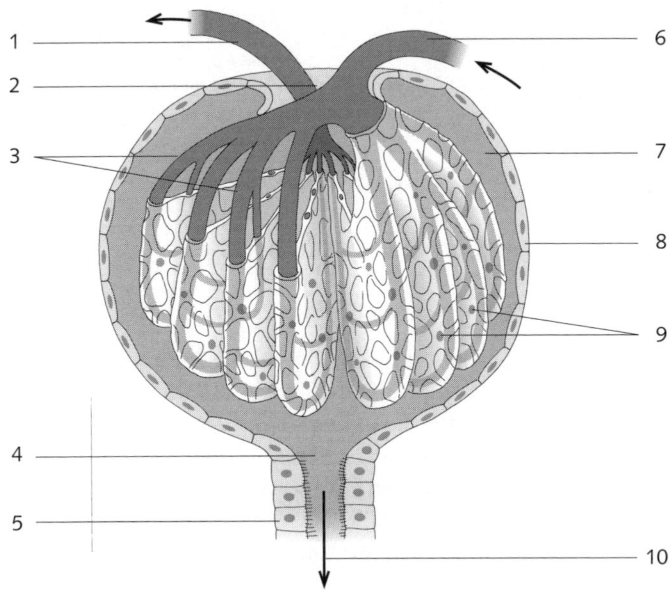

ZOM → Abb. 10.4

10.9 Endokrine Funktionen der Niere

Bitte ordnen Sie zu:

1) Calcitriol

2) Erythropoetin

3) Renin

a) wird bei Blutdruckabfall und NaCl-Mangel im Blut aus den Granula der juxtaglomerulären Zellen abgegeben.

b) ist die wirksame Form des Vitamin D. Es fördert die Kalzium-Resorption in Darm und Niere sowie die Knochenmineralisation.

c) wird in Fibroblasten der Nierenrinde gebildet und stimuliert die Abgabe roter Blutkörperchen aus dem Knochenmark.

ZOM → S. 314

10.10 Regulation des Wasserhaushalts

Die folgende Textpassage enthält zwei inhaltliche Fehler. Welche?

Der menschliche Organismus braucht, um regelrecht funktionieren zu können, eine konstante Osmolalität des Extrazellulärraums von ca. 120 mosm/kg Wasser. Die für die Überwachung der Blutosmolalität zuständigen Osmorezeptoren befinden sich im Hypothalamus des Zwischenhirns. Steigt die Osmolalität wegen Wassermangels an, führt dies zur Reizung der Osmorezeptoren und schließlich zur Freisetzung von ADH aus der Hypophyse. Es fördert die Wiederaufnahme von Wasser aus dem Harn im Überleitungsstück, sodass eine geringe Menge eines stark konzentrierten Harns ausgeschieden wird.

1. ______________________________

2. ______________________________

ZOM → S. 316

10.11 Harnblase (Vesica urinaria)

Folgende Begriffe sollen an die richtigen Stellen der Abbildung gesetzt werden:

a) linker Harnleiter
b) innere Harnröhrenöffnung
c) Peritoneum
d) Scheidenvorhof
e) Beckenboden
f) rechter Harnleiter
g) Harnröhre
h) Harnblasenkörper
i) glatte Muskulatur der Blasenwand
j) Blasendreieck
k) Schambein
l) Einmündungsstelle des linken Harnleiters
m) äußerer Harnröhrenschließmuskel
n) Harnblasenhals

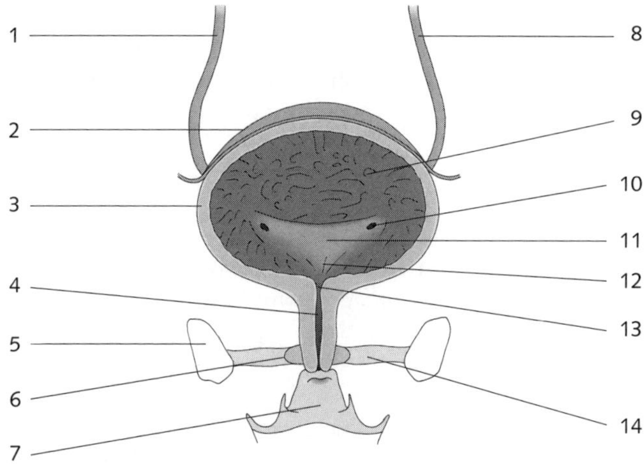

ZOM → 10.16

10.12 Störungen des Säure-Basen-Haushalts

Nennen und erläutern Sie vier Gruppen von Störungen des Säure-Basen-Haushalts.

1. ______________________________

____

2. ______________________________

____

3. ______________________________

____

4. ______________________________

____

ZOM → S. 318

10.13 Renin-Angiotensin-Aldosteron-System

Bitte prüfen Sie folgende Aussagen und kreuzen Sie die richtigen an:

a) Im Blut spaltet Angiotensin-converting-Enzym von Angiotensinogen ein Stück ab, das Angiotensin I.

b) Aldosteron führt im Überleitungsstück zu einer vermehrten Reabsorption von Cl^--Ionen und damit auch von Wasser.

c) Angiotensin II hat starke gefäßverengende Wirkungen, was den Blutdruck ansteigen lässt.

d) Aldosteron ist das wichtigste Mineralkortikoid der Nebennierenrinde. Es führt in den Sammelrohren zu einer vermehrten Reabsorption von Na^+-Ionen.

e) Von Angiotensin I wird durch das in den glatten Muskelzellen der Blutgefäße vorkommende Angiotensin-converting-Enzym das Angiotensin II abgespalten.

ZOM → S. 314

11 Genitalsystem

✔ 11.1 Akzessorische Geschlechtsdrüsen

Welche Aussagen sind richtig?

a) Die paarigen Bläschendrüsen liegen im Beckenboden und geben unmittelbar vor der Ejakulation ein schleimiges Sekret in die Harnröhre ab.

b) Die Vorsteherdrüse wird außen von einer straffen Organkapsel umhüllt, die neben kollagenen Fasern viel elastisches Material und glatte Muskelzellen enthält.

c) Im Inneren der Prostata liegen 30–50 Einzeldrüsen, die meist einzeln in die Harnröhre münden. Das Epithel dieser Drüsen ist ein einfaches bis mehrreihiges Säulenepithel.

d) Das Sekret der Gll. bulbourethrales enthält viel Fruktose, das den Samenzellen zur Energiegewinnung für den Geißelschlag dient.

e) Die Bläschendrüsen zwischen Harnblase und Mastdarm bestehen aus einem langen Gang, der zu einem kompakten Organ aufgewunden ist.

ZOM → S. 332

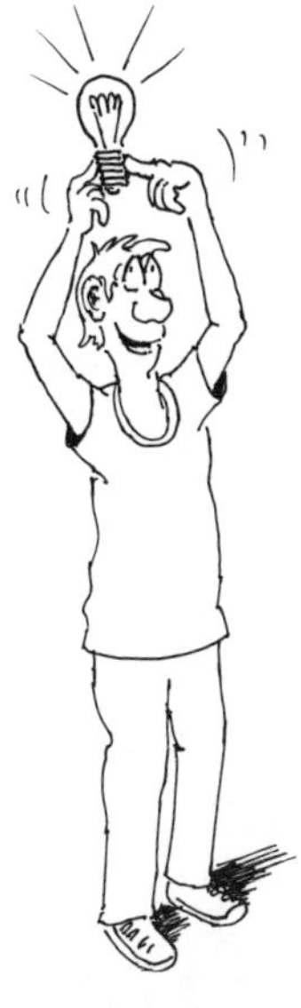

11.2 Feinbau des Hodens

Vervollständigen Sie bitte die folgende Textpassage mit den unten stehenden Begriffen.

Der Hoden wird von einer dicken ____________________, der ____________________, umgeben. Von dieser ____________________ treten strahlenförmig ____________________ ins ____________________, die den Hoden unvollständig in ____________________ unterteilen.

Diese ____________________ bestehen aus stark gewundenen ____________________ und ____________________, die in wenig ____________________ mit reichlich feinen ____________________ eingebettet sind.

Bindegewebekapsel, Bindegewebesepten, Blut- und Lymphgefäßen, Hodenläppchen, Hodenzwischenzellen, Innere, Kapsel, Läppchen, lockeres Bindegewebe, Samenkanälchen, Tunica albuginea

ZOM → S. 326

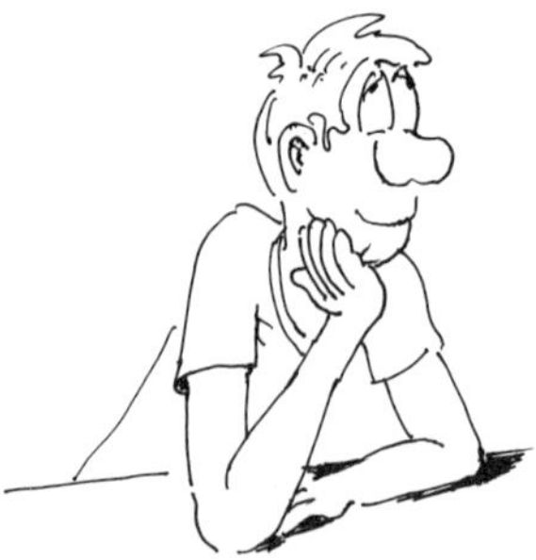

11.3 Männliche Geschlechtsorgane

Bitte beschriften Sie die Abbildung mit Hilfe der folgenden Begriffe:

a) Beckenboden
b) Harnröhrenöffnung
c) Nebenhoden (Epididymis)
d) Samenleiter (Ductus deferens)
e) Vorsteherdrüse (Prostata)
f) Nebenhodenkörper
g) Harnröhre (Urethra)
h) Nebenhodenschwanz
i) Vereinigungsstelle der Harnröhre mit den beiden Samenleitern
j) Hoden (Testis)
k) Harnleiter (Ureter)
l) Penisschwellkörper (Corpus cavernosum penis)
m) Nebenhodenkopf
n) Cowper-Drüse
o) Bläschendrüse (Gl. vesiculosa)
p) Harnröhrenschwellkörper (Corpus spongiosum penis)

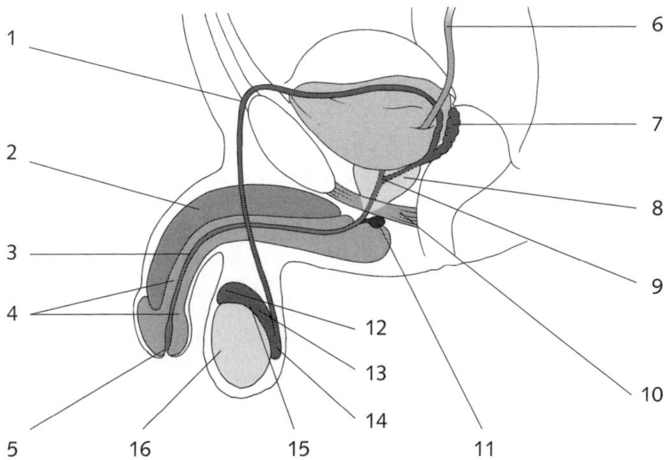

ZOM → Abb. 11.1

11.4 Wirkung der Androgene

Nennen Sie die wichtigsten Wirkungen von Testosteron bzw. Dihydrotestosteron.

1. ______________________________
2. ______________________________
3. ______________________________
4. ______________________________
5. ______________________________
6. ______________________________
7. ______________________________

ZOM → Tab. 11.6

11.5 Steuerung der Samenzellbildung

Welche der folgenden Aussagen ist falsch?

a) Die Gonadotropin-releasing-Hormone werden im Hypothalamus gebildet und stimulieren die Abgabe der Gonadotropine FSH und LH in der Hypophyse.

b) FSH stimuliert zusammen mit Testosteron die Sertoli-Zellen und sorgt so indirekt für ein optimales Milieu für die Samenzellbildung.

c) Die Sertoli-Zellen setzen unter dem Einfluss von LH Testosteron frei, welches die FSH-Bildung stimuliert.

d) Testosteron und Inhibin gelangen auf dem Blutweg zu Hypothalamus und Hypophyse und bremsen dort die Gonadotropinausschüttung.

e) FSH und LH gelangen auf dem Blutweg in den Hoden. LH regt die Testosteronbildung und -abgabe der Leydig-Zellen an.

ZOM → S. 328

11.6 Männliches Glied (Penis)

Setzen Sie folgende Begriffe an die jeweils richtige Stelle der Abbildung:

a) tiefe Gliedvene
b) Cowper-Drüse
c) Tunica albuginea
d) Peniswurzel (Radix)
e) Harnblase (Vesica urinaria)
f) Eichel (Glans)
g) Rankenarterie
h) Beckenboden
i) Harnsamenröhre
j) Vorhaut (Präputium)
k) Gliedrückennerv
l) Penisschaft (Corpus)
m) tiefe Gliedarterie (A. profunda penis)
n) Gliedrückenarterie
o) Harnröhrenschwellkörper (Corpus spongiosum penis)
p) Vorsteherdrüse (Prostata)
q) Penisschwellkörper (Corpus cavernosum penis)

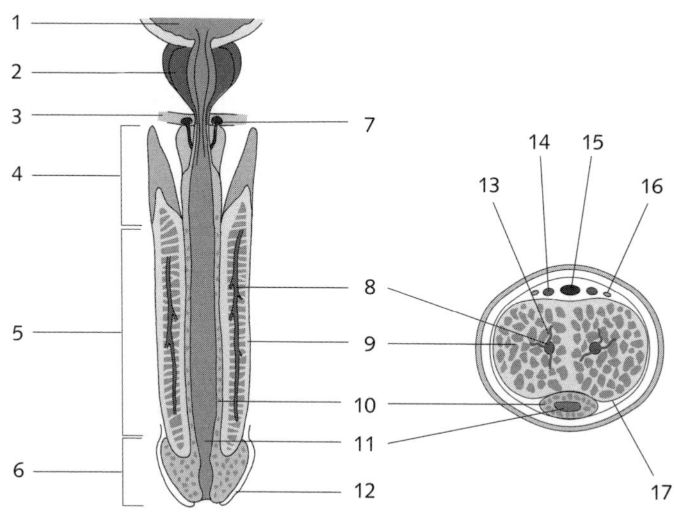

ZOM → Abb. 11.11

11.7 Feinbau des Eierstocks

Ergänzen Sie die folgende Textpassage mit den unten stehenden Begriffen.

Der Eierstock besitzt eine dünne Organkapsel aus ____________________, die ____________________. Das ____________________ des Organs gliedert sich in ____________________ und ____________________. Das ____________________ besteht aus lockerem, ____________________, in dem ____________________ verlaufen. Das ____________________ der ____________________ ist ein ____________________, welches ____________________ beherbergt, die sich ab der ____________________ in einem ____________________ gesteuerten ____________________ zu ____________________ entwickeln werden.

Äußere Rinde, Bindegewebe, Blut- und Lymphgefäße, Eizellen, hormonell, Innere, inneres Mark, Mark, Grundgewebe, faserarmem Bindegewebe, Pubertät, Rinde, sprungreifen Eiern, Tunica albuginea, zellreiches Bindegewebe, Zyklus

ZOM → S. 336

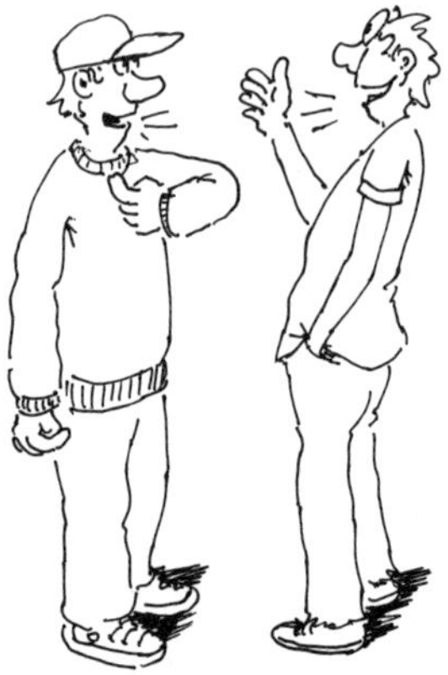

11.8 Follikelstadien

Bitte ordnen Sie zu:

1) Primordialfollikel
2) Primärfollikel
3) Sekundärfollikel
4) Tertiärfollikel

a) Eizelle, die von einem einfachen, kubischen Follikelepithel umgeben ist

b) wächst kurz vor dem Eisprung nochmals zum Graaf-Follikel mit einem Durchmesser von 20–25 mm

c) Bezeichnung für Oozyten I, die von platten Follikelepithelzellen umgeben sind

d) Eizelle mit einer Basalmembran, an die sich mehrere Schichten Granulosazellen anschließen

ZOM → S. 336

11.9 Geschlechtsorgane im weiblichen Becken

Bitte setzen Sie die folgenden Bezeichnungen an die richtigen Stellen in der Abbildung:

a) Bauchfell (Peritoneum)
b) Kitzler (Clitoris)
c) innerer Muttermund (Ostium uteri internum)
d) Eierstock
e) After
f) große Schamlippe
g) Kreuzbein (Os sacrum)
h) Harnröhre (Uretra)
i) Scheideneingang
j) Scheide (Vagina)
k) Gebärmutterhals (Cervix uteri)
l) Mastdarm (Rektum)
m) kleine Schamlippe
n) Gebärmutter (Uterus)
o) Eileiter
p) äußerer Muttermund (Ostium uteri externus)
q) Schambeinfuge
r) Harnblase (Vesica urinaria)

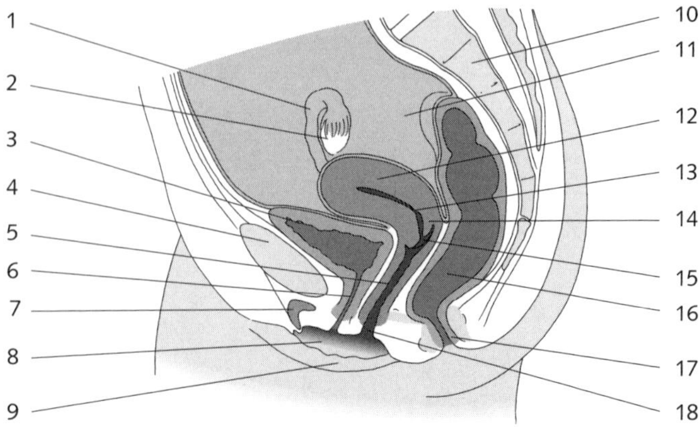

ZOM → Abb. 11.12

11.10 Eisprung (Ovulation)

In der folgenden Textpassage verbergen sich zwei inhaltliche Fehler. Welche?

Kurz nach dem Eisprung wird die erste Reifeteilung der Meiose abgeschlossen, und es entstehen zwei ungleichwertige Zellen, eine Oozyte II mit nahezu dem gesamten Zytoplasma der Oozyte I und eine winzige Zelle, das Polkörperchen. Nur bei Befruchtung tritt die Oozyte II in die zweite Reifeteilung ein, und es entstehen wieder zwei ungleichwertige Zellen, eine Eizelle und ein weiteres Polkörperchen.

1. ______________________________

2. ______________________________

ZOM → S. 338

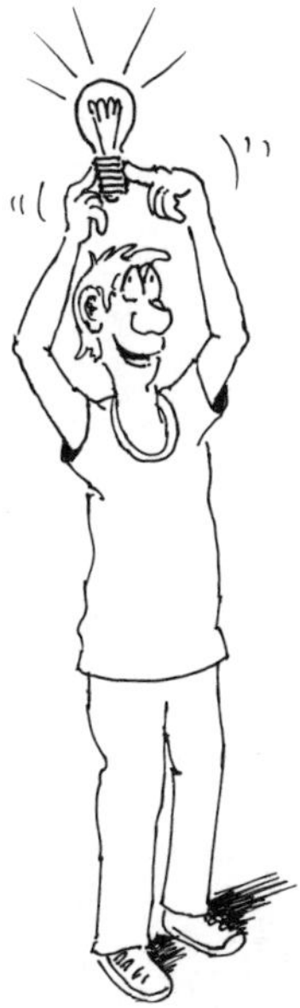

11.11 Gebärmutter (Uterus)

Bitte ordnen Sie zu:

1) Cavum uteri
2) Cervix uteri
3) Corpus uteri
4) Fundus uteri

a) wird durch einfaches Säulenepithel ausgekleidet, das auch Drüsenschläuche ausbildet
b) ein Hohlraum im Inneren der Gebärmutter, der sich am sog. inneren Muttermund in einen engen Kanal fortsetzt
c) der oberste Teil des Gebärmutterkörpers, der sich zwischen den Eileitermündungen befindet
d) der obere, breitere Anteil der Gebärmutter, der während der Schwangerschaft als Fruchthalter dient

ZOM → S. 340

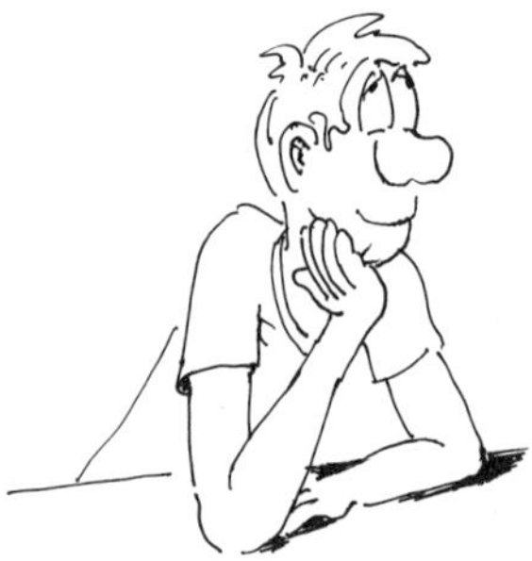

11.12 Weibliche Geschlechtsorgane

Bitte beschriften Sie die Abbildung:

a) Harnleiter
b) Harnröhrenmündung im Scheidenvorhof
c) Eileiter (Tuba uterina)
d) Scheideneingang (Introitus vaginae)
e) Hals (Cervix)
f) Portio vaginalis
g) breites Mutterband (Lig. latum uteri)
h) Gebärmuttermuskulatur
i) Eierstock (Ovar)
j) Körper (Corpus)
k) Gebärmutterhalskanal
l) Gebärmutterhöhle (Cavum uteri)
m) Harnblase
n) Scheidenwand mit dünner Muskelschicht
o) Enge (Isthmus)
p) Grund (Fundus)

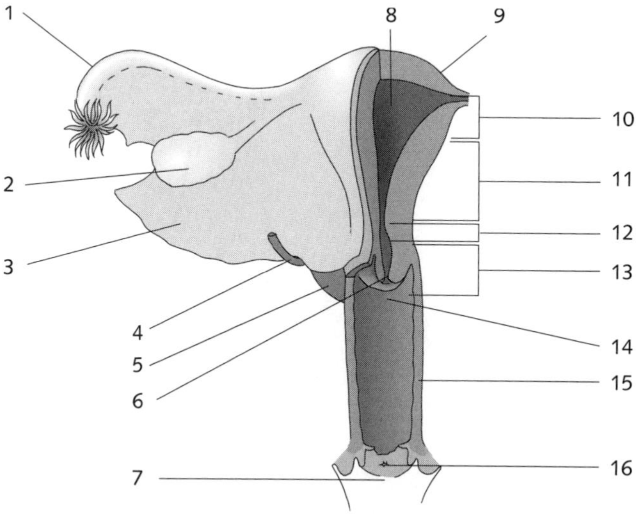

ZOM → Abb. 11.17

☒ 11.13 Eileiter

Welche der folgenden Aussagen ist falsch?

a) Die beiden Eileiter sind 12–15 cm lange Schläuche, die jeweils am eierstocknahen Ende eine Öffnung zur Bauchhöhle besitzen.

b) Das eierstocknahe Eileiterende legt sich beim Eisprung über den Eierstock und nimmt die Eizelle auf.

c) Das Epithel der Eileiterschleimhaut ist ein einfaches Plattenepithel und besteht aus Schleim sezernierenden Becherzellen.

d) Im Eileiter findet die Befruchtung der Eizelle statt. Die befruchtete Eizelle wird dann weiter in die Gebärmutter transportiert.

e) Der Eileiter besitzt außen glatte Muskulatur. Nach innen schließt sich eine faltenreiche Schleimhaut an.

ZOM → S. 338

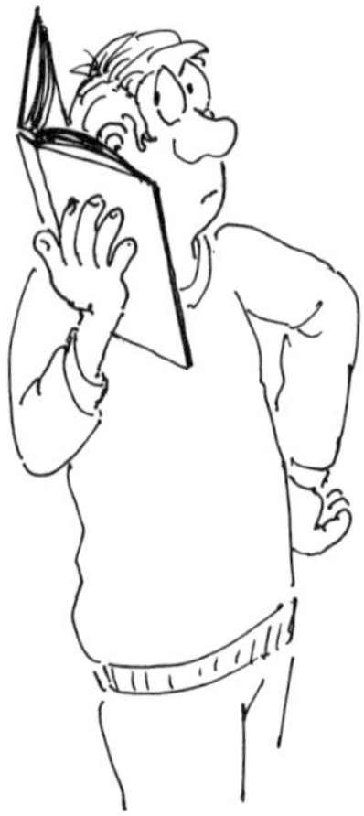

12 Entwicklungslehre, Schwangerschaft und Geburt

12.1 Erste Entwicklungswoche

Vervollständigen Sie bitte die folgende Textpassage mit den unten stehenden Begriffen.

Die Zygote tritt rasch in ____________________ ein, die ______________ heißen. Die ____________________ werden als ______________ bezeichnet. Nach 3-4 Tagen ist das ____________________ erreicht, die ____________________, die immer noch von der ____________________ umgeben ist und daher insgesamt nicht größer, als die Zygote es war. Erst jetzt tritt der ____________________ aus dem ____________________ in die ____________________ über, wo er sich zur ____________________ entwickelt.

Blastomeren, Blastozyste, 12–16-Zellstadium, Eileiter, Furchungen, Gebärmutterhöhle, Keim, Morula, Tochterzellen, Zellteilungen, Zona pellucida

ZOM → S. 348

12.2 Fruchtformen

Bitte ordnen Sie zu:

1) 1.–3. Entwicklungswoche	a) Fetus
2) 4.–8. Entwicklungswoche	b) Keim
3) 9.–38. Entwicklungswoche	c) Embryo

ZOM → S. 346

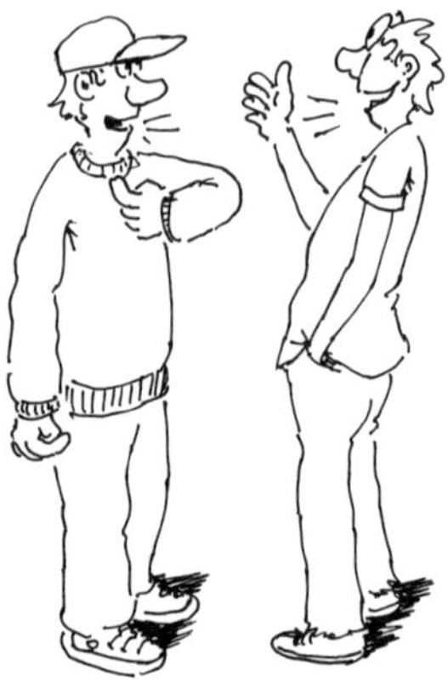

12.3 Befruchtung und Einnistung

Bitte beschriften Sie die Abbildung mit den jeweils passenden Begriffen:

a) Anlagerung der Blastozyste an die Gebärmutterschleimhaut
b) Eizelle nach Eisprung
c) Gelbkörper
d) Morula mit 12–16 Blastomeren
e) Befruchtung
f) Blastozyste; die Zona pellucida ist aufgelöst
g) Zygote mit 2 Vorkernen
h) Eierstock
i) Zweizellstadium
j) Morula tritt in die Gebärmutterhöhle
k) Gebärmutterschleimhaut
l) Zygote in Mitose

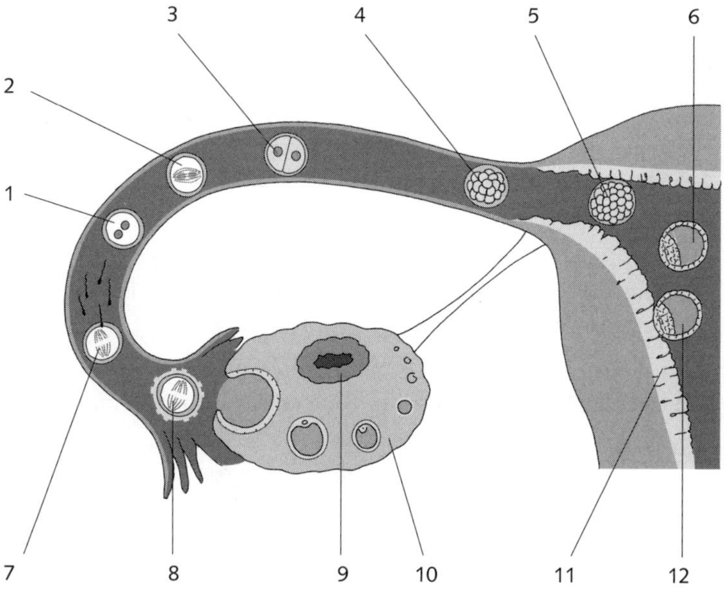

ZOM → Abb. 12.1

12.4 HCG (humanes Choriongonadotropin)

Welche Bedeutung hat das Schwangerschaftshormon HCG?

1. ______________________________

____

2. ______________________________

____

ZOM → S. 348

12.5 Dritte Entwicklungswoche

Prüfen Sie die Aussagen. Welche ist falsch?

a) Für die 3. Entwicklungswoche ist kennzeichnend, dass durch die so genannte Gastrulation das mittlere Keimblatt gebildet wird.

b) Die Zellen des äußeren Keimblattes bilden einen längsorientierten Gewebestrang, die Chorda dorsalis. Aus dieser entwickelt sich im Weiteren das ZNS.

c) Auf dem äußeren Keimblatt hebt sich in Längsrichtung des Keimes ein Zellband hervor, der Primitivstreifen. An seinem oberen Ende entwickelt sich der Primitivknoten.

d) Der Primitivstreifen senkt sich zur Primitivrinde ein. In diese wandern Zellen des äußeren Keimblattes und bilden das mittlere Keimblatt.

ZOM → S. 350

12.6 Postnatale Veränderungen des Blutkreislaufs

Bitte beschriften Sie die Abbildung mit den jeweils richtigen Begriffen:

a) Ductus venosus
b) Nabelvene
c) Foramen ovale
d) Ductus arteriosus
e) Nabelarterien
f) Nabelschnur (abgebunden)
g) Leber

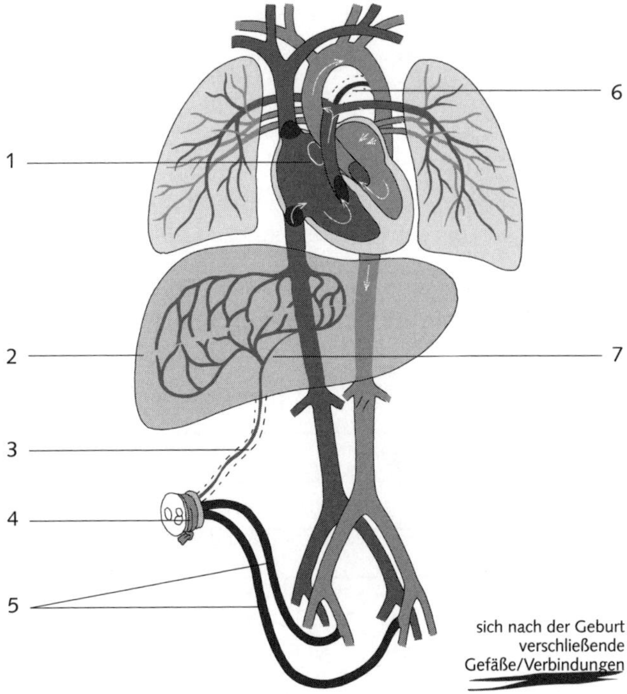

ZOM → Abb. 12.16

12.7 Weiterentwicklung des Chorion

Ergänzen Sie die folgende Textpassage mit den unten stehenden Begriffen.

In die ________________ wachsen ________________ aus der ________________ der ________________ ein und bilden einen ________________. In diesem entwickeln sich schließlich ____________ und die ________________ werden nun als ________________ bezeichnet. Aus diesen entstehen durch weitere ________________ die ________________ der ________________.

bindegewebigen Kern, Blutgefäße, Chorionhöhle, Chorionzotten, Differenzierung, endgültigen Zotten, Mesodermzellen, Plazenta, Trophoblastzotten, Wandauskleidung, Zotten

ZOM → S. 350

12.8 Abkömmlinge der drei Keimblätter

Füllen Sie bitte die folgende Tabelle aus.

Keimblatt	Abkömmlinge
Ektoderm	
Mesoderm	
Entoderm	

ZOM → Tab. 12.9

12.9 Entwicklung der Plazenta

Folgende Begriffe sollen an die richtige Stelle gesetzt werden:

a) Chorionplatte
b) Gebärmutterhals
c) Amnion
d) Embryo
e) Chorion laeve
f) intervillöser Raum
g) Chorionhöhle
h) Nabelschnur
i) Scheide
j) Plazenta in Entwicklung
k) Gebärmutterhöhle
l) Chorionzotten
m) Dottersack
n) Fetus
o) Haftstiel
p) Gebärmuttermuskulatur
q) Amnionhöhle

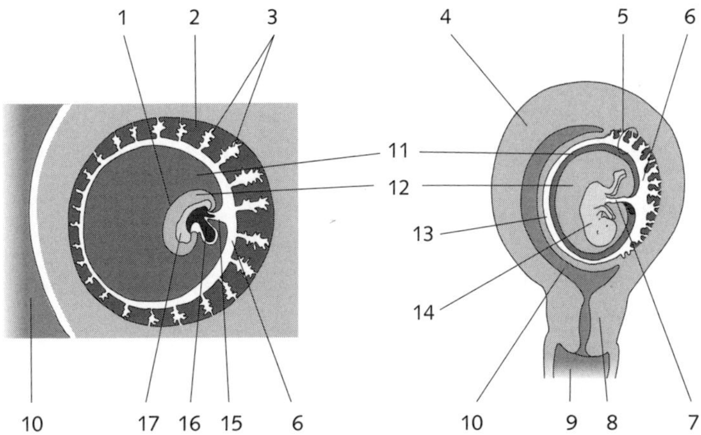

ZOM → Abb. 12.13

12.10 Fetalzeit

Welche Aussage trifft nicht zu?

a) Ein vor der 36. Entwicklungswoche lebend geborenes Kind ist ein Frühgeborenes. Die Überlebenschancen Frühgeborener sind durch die medizinischen Möglichkeiten stark gestiegen.

b) In der Fetalzeit laufen gleichzeitig Differenzierungen an allen drei Keimblättern ab. Aus ihnen entstehen alle Gewebe und Organe des Menschen.

c) Bei der Geburt ist das normale Neugeborene ca. 50 cm lang und 3000-3500 g schwer. Seine Haut ist von einer weißlichen fettigen Substanz („Käseschmiere“) überzogen.

d) Die Grenze der Überlebensfähigkeit liegt heute bei etwa 22 Entwicklungs- bzw. 24 Schwangerschaftswochen, allerdings bei einem hohen Risiko bleibender Schäden.

ZOM → S. 354

12.11 Geburt

Nennen und erläutern Sie die Stadien der Geburt.

1. ______________________________

____

2. ______________________________

____

3. ______________________________

____

ZOM → S. 362

13 Hormonsystem

13.1 Nebennierenrinde

Nennen Sie die wichtigsten Wirkungen der Glukokortikoide.

1. ______________________________
2. ______________________________
3. ______________________________
4. ______________________________
5. ______________________________

ZOM → S. 378

13.2 Nebenschilddrüsenerkrankungen

Welche Aussage ist falsch?

a) Eine Überfunktion der Nebenschilddrüsen ist meistens durch einen Hormon-produzierenden Tumor der Nebenschilddrüsen bedingt.

b) Eine Nebenschilddrüsenunterfunktion führt zu einer vermehrten Kalziumfreisetzung aus den Knochen mit der Folge einer erhöhten Knochenbrüchigkeit.

c) Ursache einer Nebenschilddrüsenunterfunktion ist z.B. eine unbeabsichtigte Entfernung der Nebenschilddrüsen bei Schilddrüsenoperationen.

d) Bei einer Überfunktion der Nebenschilddrüsen ist der Kalziumspiegel im Blut erhöht und birgt die Gefahr von Steinbildung in den Harnwegen.

e) Eine Nebenschilddrüsenunterfunktion führt u.a. zu einer Übererregbarkeit von Nerven und Muskulatur mit Muskelkrämpfen.

ZOM → S. 376

13.3 Bestandteile des Hormonsystems

Bitte beschriften Sie die Abbildung mit Hilfe der folgenden Begriffe:

a) Nebenschilddrüse (Gl. parathyroidea)
b) Bauchspeicheldrüse (Pankreas)
c) Hirnanhangsdrüse (Hypophyse)
d) Hypothalamus, Zirbeldrüse (Epiphyse)
e) Nebenniere (Gl. suprarenalis)
f) disseminierte endokrine Zellen des Verdauungssystems
g) Hoden (Testis)
h) C-Zellen der Schilddrüse
i) disseminierte endokrine Zellen der Atemwege
j) Eierstöcke (Ovarien)
k) Schilddrüse (Gl. thyroidea)

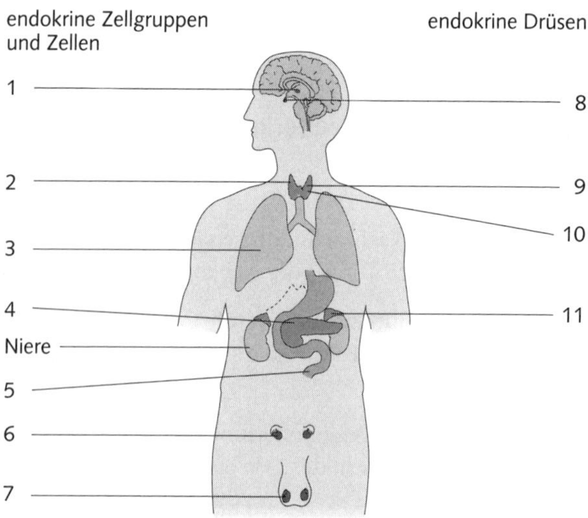

ZOM → Abb. 13.1

13.4 Hypophysenhinterlappen

Ergänzen Sie bitte die folgende Textpassage mit den unten stehenden Begriffen.

Spezielle ____________________ des Hypothalamus produzieren Hormone und schicken diese über ihre ____________________ in die ____________________. Diese ____________________ bilden den ____________________. Die Axonbündel enden im Hypophysenhinterlappen an den ____________________, in die sie ihre Hormone abgeben. Diese Form der Sekretion von Hormonen durch Nervenzellen bezeichnet man als ____________________. Neben Nervenzellfortsätzen und Kapillaren besitzt der Hypothalamushinterlappen noch ____________________, die als ____________________ bezeichnet werden.

Axone, Axonbündel, Blutkapillaren, Hypophyse, Hypophysenhinterlappen, Nervenzellansammlungen, Neurogliazellen, Neurosekretion, Pituizyten

ZOM → S. 370

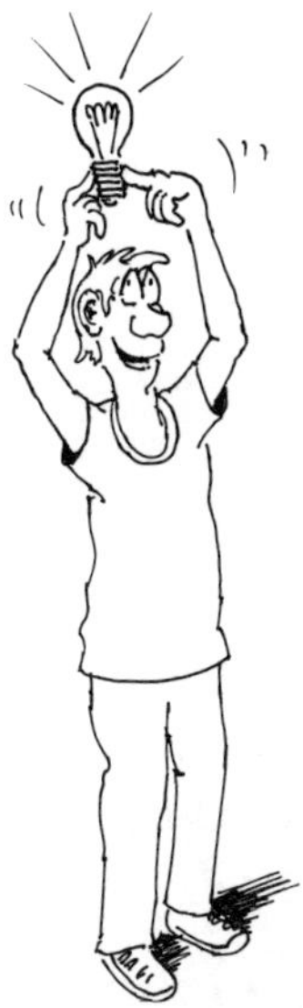

13.5 Hypophysenvorderlappen (Adenohypophyse)

Bitte ordnen Sie zu:

1) Gonadotrope Zellen
2) Kortikotrope Zellen
3) Mammotrope Zellen
4) Somatotrope Zellen
5) Thyrotrope Zellen

a) geben Adrenocorticotropes Hormon (ACTH) ab, das die Nebennierenrinde beeinflusst.

b) sezernieren Follikel-stimulierendes Hormon (FSH) und luteinisierendes Hormon (LH), die auf Eierstöcke und Hoden wirken.

c) stellen Thyroidea-stimulierendes Hormon (TSH) her, das die Schilddrüsenfunktion reguliert.

d) sezernieren Prolaktin, das vor allem auf die Brustdrüse wirkt.

e) produzieren Wachstumshormon (STH), das u.a. das Skelettwachstum fördert.

ZOM → S. S. 372

13.6 Hypothalamus-Hypophysen-System

Bitte setzen Sie die folgenden Begriffe an die jeweils richtige Stelle:

a) Axonendigungen
b) Hypothalamus
c) hypophysäre Portalgefäße
d) Hypophysenstiel (Infundibulum)
e) Kapillarnetz
f) Axonbündel der Hypothalamuskerne
g) Hypophysenhinterlappen
h) Nervenzellansammlungen des Hypothalamus (sog. Kerne)
i) Hormon-bildende Zellen der Hirnanhangdrüse
j) Hypophysenvorderlappen (Adenohypophyse)

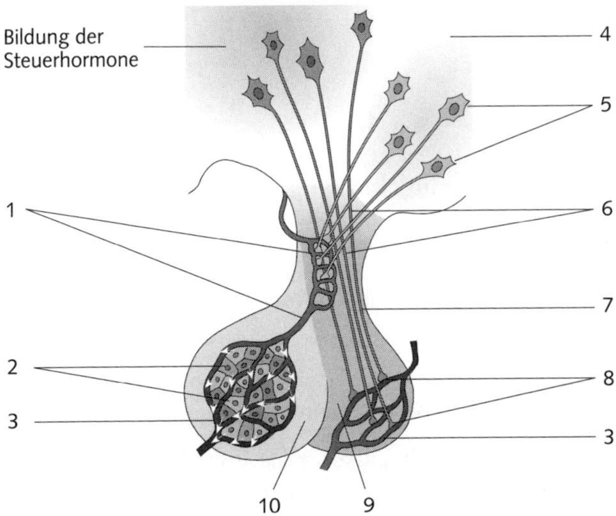

ZOM → Abb. 13.6

13.7 Schilddrüse (Gl. thyroidea)

In der folgenden Textpassage verbergen sich zwei inhaltliche Fehler. Welche?

Die Schilddrüse besteht aus zwei Seitenlappen, die in der Mitte durch eine schmale Gewebebrücke, den Isthmus, verbunden sind. Sie wird von einer Organkapsel aus lockerem Bindegewebe bedeckt und durch Bindegewebe in Läppchen unterteilt. Im Innern ist die Schilddrüse von unterschiedlich großen Bläschen, den Schilddrüsenfollikeln, erfüllt. Diese werden nach außen von einem einfachen Follikelepithel umgeben, das die Schilddrüsenhormone produziert. Im Innern der Follikel befindet sich eine strukturlose Masse, das Kolloid, wo die Schilddrüsenhormone gespeichert werden. Zwischen den Follikeln liegen die C-Zellen, auch parafollikuläre Zellen genannt, die das Hormon Thyroxin sezernieren.

1. ______________________________

2. ______________________________

ZOM → S. 374

13.8 Pankreasinseln (Langerhans-Inseln)

Welche Aussage trifft nicht zu?

a) Insulin macht die Zellmembranen von Skelettmuskel- und Fettzellen für Glukose durchlässig.

b) Pankreatisches Polypeptid fördert die Bauchspeichelproduktion der exokrinen Bauchspeicheldrüsenanteile.

c) Bei starkem Abfall des Blutglukosespiegels wird Glukagon ausgeschüttet, das den Glukosespiegel wieder ansteigen lässt.

d) Somatostatin unterdrückt die Sekretion von Glukagon und Insulin und verhindert so deren überschießende Ausschüttung.

ZOM → S. 380

13.9 Lage der Schilddrüse

Bitte setzen Sie die folgenden Begriffe an die jeweils richtige Stelle:

a) Aortenbogen
b) untere Schilddrüsenarterie
c) Isthmus
d) Zungenbein
e) Seitenlappen
f) X. Hirnnerv
g) Schilddrüsenvene
h) obere Schilddrüsenarterie
i) Schildknorpel
j) Schilddrüse
k) Schlüsselbeinvene
l) innere Drosselvene
m) Ringknorpel
n) Schlüsselbeinarterie
o) Luftröhre
p) gemeinsame Halsschlagader

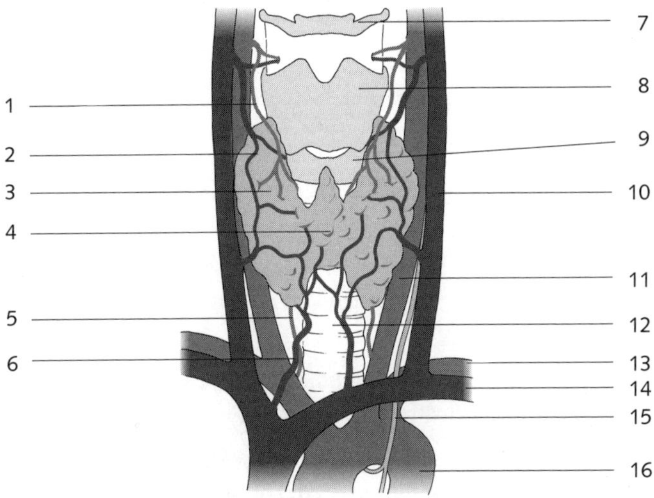

ZOM → Abb. 13.8

? 13.10 Hypo- und Hyperthyreose

Füllen Sie bitte die folgende Tabelle aus.

Beschwerden bei Hyperthyreose	Beschwerden bei Hypothyreose

ZOM → Tab. 13.11

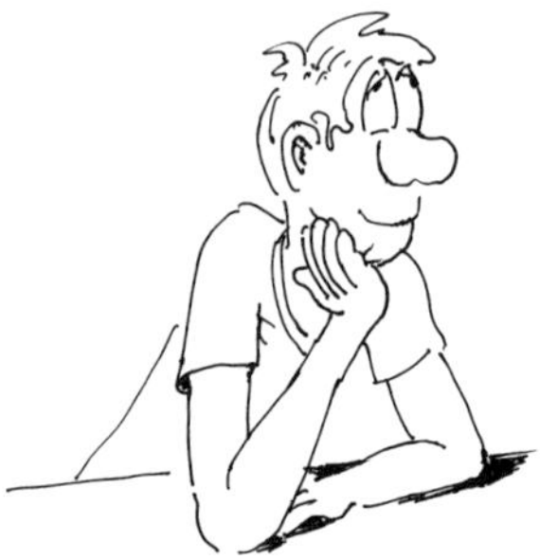

14 Nervensystem

14.1 Hirnnerven

Bitte beschriften Sie die Abbildung:

a) N. opticus
b) N. accessorius
c) N. trochlearis
d) N. trigeminus
e) N. abducens
f) N. facialis
g) N. hypoglossus
h) N. vagus
i) N. oculomotorius
j) N. vestibulocochlearis
k) N. olfactorius
l) N. glossopharygeus
m) Trigeminusganglion

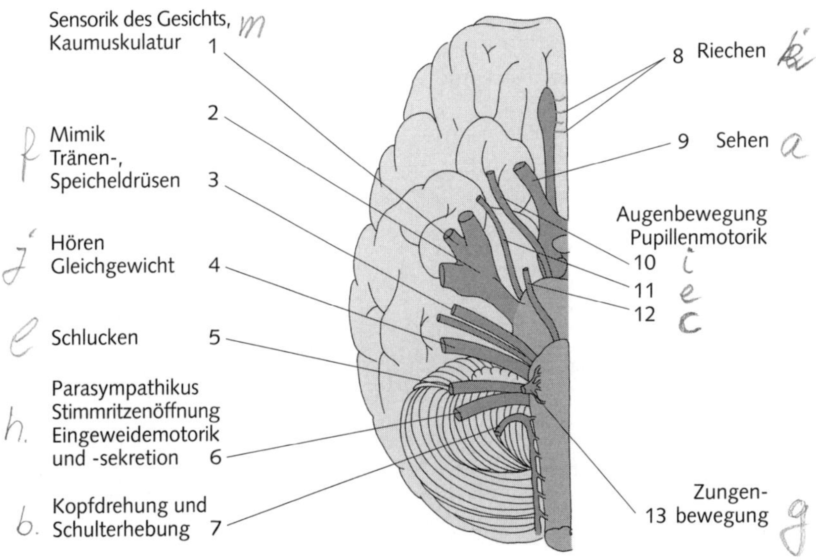

ZOM → Abb. 14.59

14.2 Gliederung des Nervensystems

Erklären Sie kurz, was man 1. unter dem autonomen und 2. dem somatischen Nervensystem versteht.

1. ______________________________

____

2. ______________________________

____

ZOM → S. 396

14.3 Aktionspotenzial

Ergänzen Sie die folgende Textpassage mit den unten stehenden Begriffen.

Ein Aktionspotenzial setzt sich aus ____________ zusammen, der ____________ und der ____________. Es entsteht bei Nervenzellen normalerweise nur im Bereich des leicht erregbaren ____________________ und wird über das ________ zur ____________ weitergeleitet. Für seine Entstehung ist es notwendig, dass eine Nervenzelle viele ____________ über ihre ________ empfängt.

Axon, Initialsegments, Dendriten, Depolarisation, postsynaptische Potenziale, Repolarisation, Synapse, zwei Phasen

ZOM → S. 390

14.4 Chemische Synapse

Folgende Begriffe sollen an die richtige Stelle gesetzt werden:

a) präsynaptische Membran
b) Neurotransmitter
c) Terminale
d) Aktionspotenzial
e) postsynaptische Membran
f) Kalzium
g) synaptische Vesikel
h) Mitochondrium
i) synaptischer Spalt
j) Rezeptor (Ionenkanal)

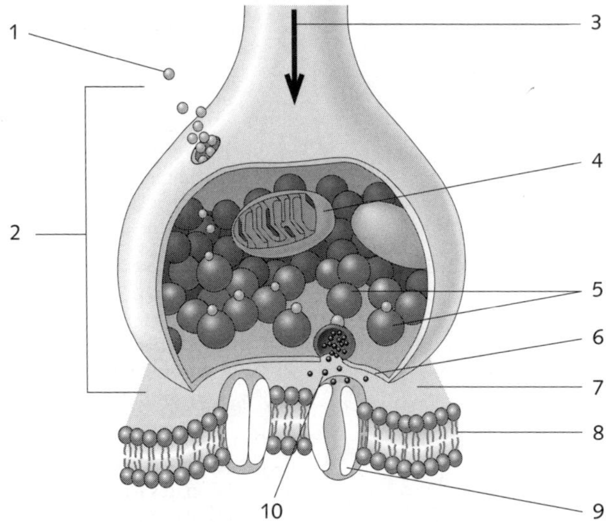

ZOM → Abb. 14.4

14.5 Neurogliazellen

Bitte ordnen Sie zu:

1) Astrozyten
2) Ependymzellen
3) Mantelzellen
4) Mikrogliazellen
5) Oligodendrozyten
6) Schwann-Zellen

a) kleiden das liquorhaltige Hohlraumsystem des ZNS aus und grenzen es vom Nervengewebe ab

b) bilden eine Zelllage auf den Zellkörpern peripherer Nervenzellen und formen damit eine schützende Hüllschicht

c) sind besonders fortsatzreich und bilden an der Oberfläche von Gehirn und Rückenmark Grenzschichten

d) kommen bevorzugt in der weißen Substanz vor, wo sie die Myelinscheiden des ZNS bilden

e) umhüllen die Axone und sind an der Bildung myelinisierter sowie nicht myelinisierter Nervenfasern beteiligt

f) sind die kleinsten Gliazellen des ZNS und gehen als einzige Zellen des Nervengewebes nicht aus dem Neuroektoderm hervor

ZOM → S. 394 u. 396

☒ 14.6 Afferenzen und Efferenzen im PNS

Welche Aussage ist falsch?

a) Nervenfasern, die Informationen aus den Eingeweiden bzw. aus der Skelettmuskulatur zum ZNS leiten, werden als afferent leitende (sensorische) Nervenfasern bezeichnet.

b) Exterozeptoren werden durch Dehnung gereizt und vermitteln Eindrücke über die Stellung der Extremitäten und Lage des Körpers im Raum.

c) Nervenfasern, die Steuerbefehle vom ZNS in die Organe übertragen, sind Efferenzen. Zu unterscheiden sind hierbei Somatoefferenzen und Viszeroefferenzen.

d) Die an Außen- und Eigenrezeptoren angeschlossenen Afferenzen zum ZNS sind die Körperafferenzen. Außenrezeptoren- und z.T. auch proriozeptive Reize können bewusst wahrgenommen werden.

ZOM → S. 398

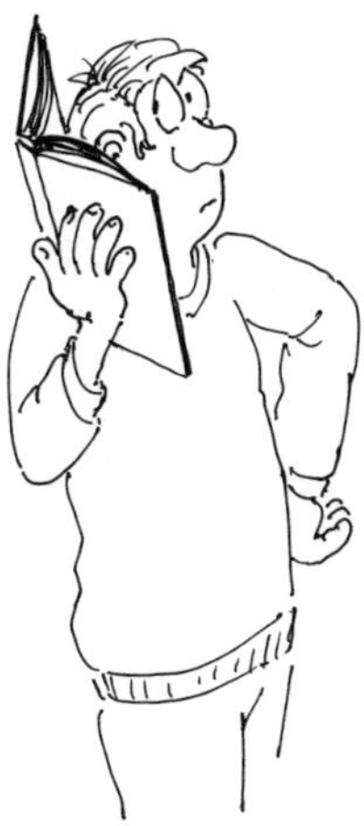

14.7 Gliederung des Gehirns

Bitte beschriften Sie die Abbildung:

a) Brücke (Pons)
b) Hypophysenstiel
c) Großhirn (Telencephalon)
d) IV. Ventrikel
e) Zirbeldrüse (Epiphyse)
f) Balken (Corpus callosum)
g) verlängertes Mark (Medulla oblongata)
h) Hirnwindung
i) Aquädukt
j) Zwischenhirn (Diencephalon)
k) Hypophyse
l) Kleinhirn (Cerebellum)
m) Mittelhirn (Mesencephalon)
n) III. Ventrikel
o) Hirnfurche

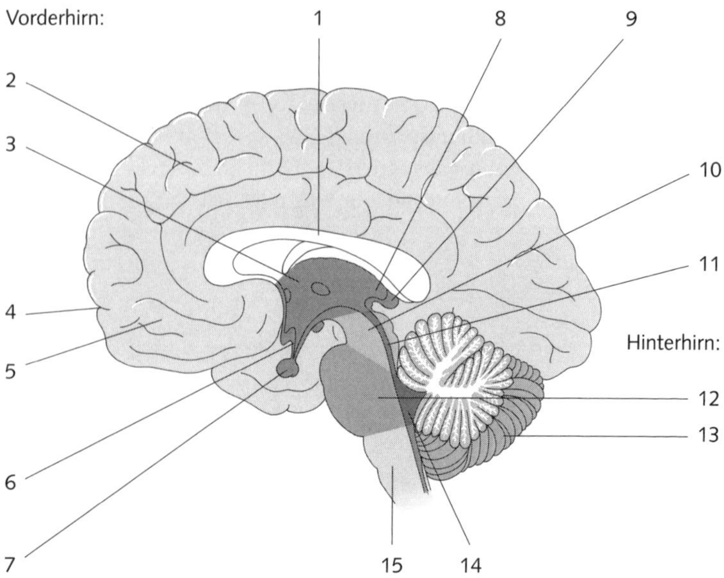

ZOM → Abb. 14.20

14.8 Schlaganfall (Apoplex)

1. In welcher Arterie findet sich am häufigsten die Ursache eines Schlaganfalls?
2. Was sind die Folgen?

1. ______________________________________

____

2. ______________________________________

____

ZOM → S. 434

14.9 Großhirn (Telencephalon)

Die folgende Textpassage enthält zwei inhaltliche Fehler. Welche?

Das Großhirn des Menschen macht mehr als 50 % der Hirnmasse aus und besteht aus zwei Großhirnhemisphären. Diese werden durch eine Längsfurche, die Fissura longitudinalis cerebri, äußerlich voneinander getrennt und im Innern durch graue Substanz in Form des Balkens miteinander verbunden.

1. ______________________________________
2. ______________________________________

ZOM → S. 402

14.10 Großhirnlappen

Bitte setzen Sie folgende Begriffe an die richtige Stelle:

a) Schläfenlappen (Lobus temporalis)
b) hintere Zentralwindung (Gyrus postcentralis)
c) Zentralfurche (Sulcus centralis)
d) Kleinhirn (Cerebellum)
e) Hinterhauptlappen (Lobus occipitalis)
f) vordere Zentralwindung (Gyrus praecentralis)
g) Scheitellappen (Lobus parietalis)
h) Stirnlappen (Lobus frontalis)
i) seitliche Gehirnfurche (Sulcus lateralis)

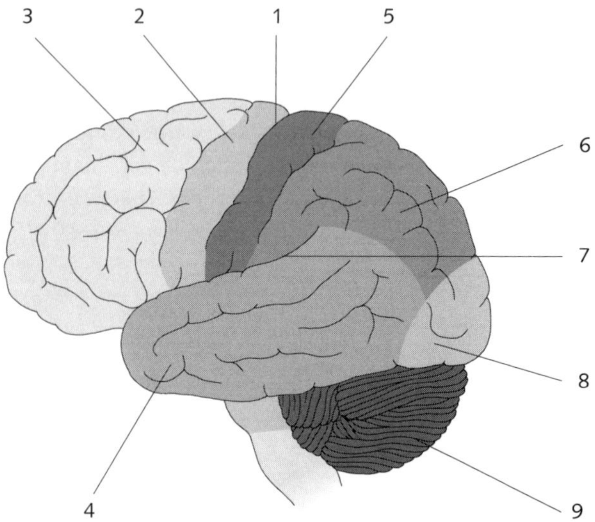

ZOM → Abb. 14.21

14.11 Bahnen

Bitte ordnen Sie zu:

1) Assoziationsbahnen
2) Kommissurenbahnen
3) Projektionsbahnen

a) verbinden die Großhirnrinde mit anderen Hirnabschnitten oder dem Rückenmark
b) verbinden verschiedene Rindengebiete derselben Großhirnhälfte
c) verlaufen vor allem im Balken oder Corpus callosum

ZOM → S. 404

14.12 Basalganglien (Nuclei basales)

1. Erklären Sie kurz, was man unter den Basalganglien versteht. 2. Was ist ihre grundsätzliche Funktion?

1. ______________________________

____

2. ______________________________

ZOM → S. 410

14.13 Rindenfelder

Bitte beschriften Sie die Abbildung:

a) Wernicke-Sprachzentrum
b) Zentralfurche
c) Stirnlappen
d) primäres Hörfeld
e) seitliche Gehirnfurche
f) Hinterhauptlappen
g) Broca-Sprachzentrum
h) primäres motorisches Rindenfeld
i) Scheitellappen
j) primäres somatosensorisches Rindenfeld
k) Lesezentrum
l) Schläfenlappen

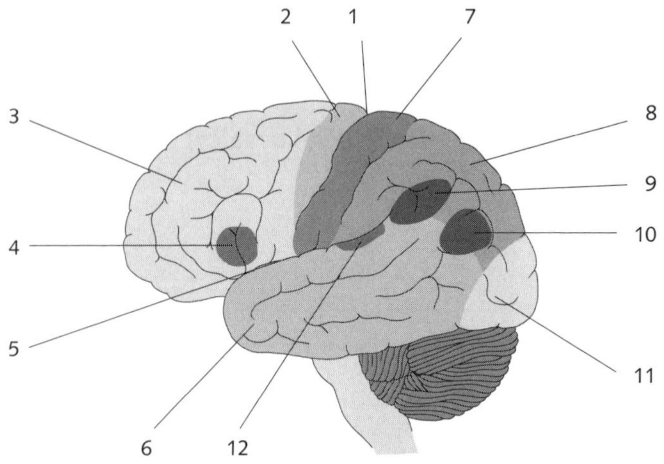

ZOM → Abb. 14.24

14.14 Elektroenzephalogramm (EEG)

Vervollständigen Sie bitte die folgende Textpassage mit den unten stehenden Begriffen.

Aufgrund der ständigen ________________ in den ______________ der ________________ entstehen ________________, die im EEG Wellen bzw. Zacken unterschiedlicher ________________ und ________________ ergeben. Beim Anfertigen eines Elektroenzephalogramms wird die ________________ der ________________ von der Kopfhaut abgeleitet und aufgezeichnet.

Amplitude, Erregungsbildung und -leitung, Frequenz, Hirnrinde, Nervenzellen, Potenzialschwankungen, Spannungs- oder Potenzialschwankungen, Summe

ZOM → S. 404

14.15 Hypothalamus

Nennen Sie die Hauptfunktionen des Hypothalamus.

1. ________________________________
2. ________________________________
3. ________________________________
4. ________________________________
5. ________________________________
6. ________________________________

ZOM → S. 410

14.16 Zwischenhirn (Diencephalon)

Bitte kennzeichnen Sie die folgenden anatomischen Strukturen:

a) Mittelhirn (Mesencephalon)
b) Balken (Corpus callosum)
c) Zwischenhirn (Diencephalon)
d) Zügel
e) Hypophyse
f) Zirbeldrüse (Epiphyse)
g) Hypothalamus
h) Thalamus
i) Sehnervenkreuzung
j) Epithalamus

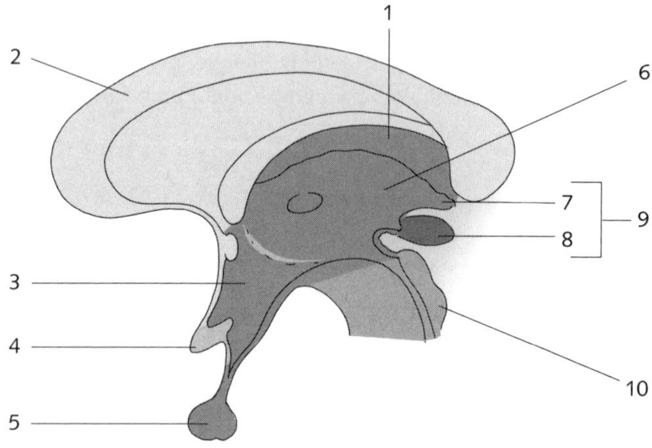

ZOM → Abb. 14.29

☒ 14.17 Schlafstadien

Welche Aussage ist falsch?

a) Der orthodoxe Schlaf ist ein ruhiger Tiefschlaf. Normalerweise wird er pro Nacht 3- bis 5-mal durchlaufen.

b) In der Einschlafphase verschwinden allmählich die α-Wellen und werden durch langsamere Wellen abgelöst.

c) Die paradoxen Schlafstadien sind durch eine verminderte Hirntätigkeit gekennzeichnet, die im EEG durch niederfrequente Wellen nachweisbar ist.

d) Im REM-Schlaf nehmen Herz- und Atemfrequenz sowie Blutdruck zu und der Betroffene träumt häufig.

ZOM → S. 414

14.18 Morbus Parkinson

Nennen und beschreiben Sie die extrapyramidal-motorischen Störungen des Morbus Parkinson.

1. ______________________________

____

2. ______________________________

____

3. ______________________________

ZOM → S. 412

14.19 Hirnstamm (Truncus encephali)

Bitte beschriften Sie die Abbildung:

a) Hypophyse
b) Zirbeldrüse (Epiphyse)
c) Vierhügelplatte (Lamina tecti)
d) Mittelhirn (Mesencephalon)
e) Aquädukt
f) Sehnervenkreuzung
g) Nucleus ruber
h) verlängertes Mark (Medulla oblongata)
i) Zentralkanal
j) Rückenmark (Medulla spinalis)
k) Brücke (Pons)

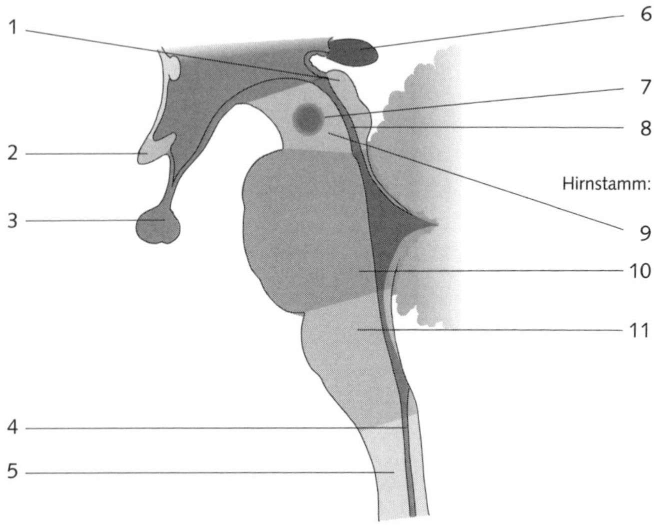

ZOM → Abb. 14.30

14.20 Kleinhirn (Cerebellum)

Ergänzen Sie die folgende Textpassage mit den unten stehenden Begriffen.

Das Kleinhirn liegt in der __________________ und besteht aus zwei __________________, die über den __________________ miteinander verbunden sind. Durch __________________ wird das Kleinhirn in _____________ und __________________ unterteilt, und seine Oberfläche ist durch __________________ sehr fein und regelmäßig gegliedert.

feine Querwindungen, Furchen, hinteren Schädelgrube, Lappen, Läppchen, seitlichen Kleinhirnhemisphären, unpaaren Kleinhirnwurm

ZOM → S. 416

14.21 Kleinhirnschädigungen

Bitte ordnen Sie zu:

1) Ataxie
2) Dysmetrie
3) Intentionstremor
4) Muskelhypotonie

a) zu niedrige Spannung der Skelettmuskulatur
b) gestörte Bewegungskoordination und Fallneigung
c) Zielunsicherheit bei Bewegungen
d) Muskelzittern, v.a. bei Bewegungen und Zielnähe zunehmend

ZOM → S. 416

14.22 Innerer Aufbau des Rückenmarks

Bitte setzen Sie die folgenden Bezeichnungen an die richtigen Stellen in der Abbildung:

a) Zentralkanal
b) Hinterhorn
c) Vorderwurzel
d) Seitenstrang
e) Zwischenabschnitt mit Seitenhorn
f) Vorderhorn
g) Hinterstrang
h) Hinterwurzel
i) Vorderstrang

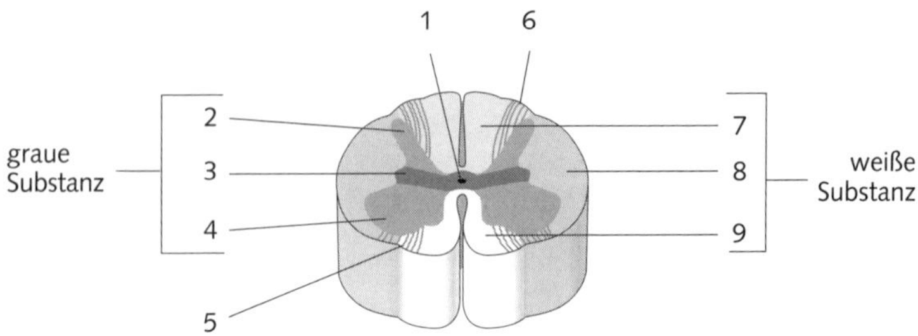

ZOM → Abb. 14.37

14.23 Rückenmarknerven (Spinalnerven)

Welche Aussagen treffen zu?

a) Rückenmarksnerven sind v.a. für die Innervation von Rumpf und Extremitäten zuständig, in geringerem Maße auch für die von Kopf und Hals.

b) In jeder Hinterwurzel befindet sich ein sensorisches Spinalganglion, das bipolare Nervenzellen enthält.

c) Ein Spinalnerv führt immer verschiedene Faserqualitäten (motorische, sensorische, autonome) mit sich, ist also stets ein gemischter Nerv.

d) Die Vorderwurzeln entspringen aus der Vordersäule und enthalten nur somatomotorische Nervenfasern für die Skelettmuskulatur.

e) Vorder- und Hinterwurzel treten in geringer Entfernung seitlich vom Rückenmark aufeinander zu und vereinigen sich zum Stamm eines Spinalnervs.

ZOM → S. 438

14.24 Formatio reticularis

Welche Funktionen hat die Formatio reticularis?

1. ______________________________

2. ______________________________

3. ______________________________

4. ______________________________

5. ______________________________

6. ______________________________

ZOM → S. 414

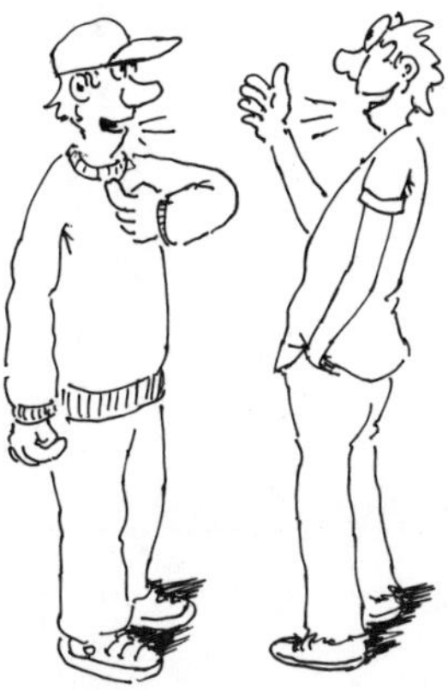

14.25 Limbisches System

Bitte ordnen Sie der Abbildung folgende Begriffe zu:

a) Hypophyse
b) Gürtelwindung (Gyrus cinguli)
c) Riechkolben (Bulbus olfactorius)
d) Hypothalamus
e) Hippocampus
f) vorderer Thalamuskern
g) Mandelkern
h) Mammillarkörper (Corpora mammillaria)
i) Tractus olfactorius
j) Balken (Corpus callosum)
k) Fornix

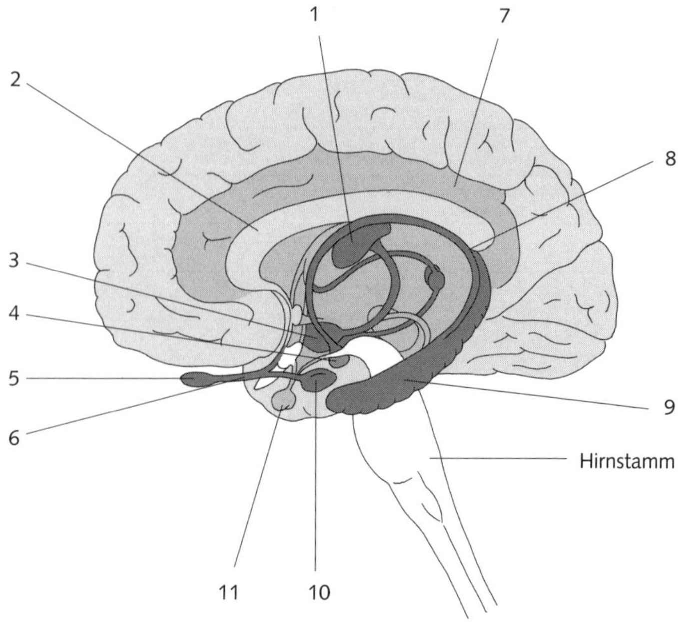

ZOM → Abb. 14.45

14.26 Sensorische und motorische Systeme

Bitte ordnen Sie zu:

1) Extrapyramidal-motorisches System
2) Gleichgewichtsystem
3) Geruchssystem
4) Geschmackssystem
5) Pyramidal-motorisches System
6) Somatosensorisches System

a) Reize werden über I. Hirnnerv (Bulbus olfactorius) zu Rindengebieten geleitet, die um den Mandelkern gruppiert sind

b) wichtig für die unbewusste Koordination der Gesamtmotorik und die Harmonisierung von Bewegungen

c) Reize werden über den VIII. Hirnnerv zu den Vestibulariskernen im Hirnstamm geleitet

d) dient der Aufnahme, Leitung und Verarbeitung von Berührung, Druck, Schmerz und Temperatur

e) die Bahn beinhaltet u.a. Anteile der Hirnnerven VII, IX und X

d) 90% der Fasern zum Rückenmark kreuzen im verlängerten Mark auf die Gegenseite

ZOM → S. 422 u. 424

✓ 14.27 Eigenapparat des Rückenmarks

Welche Aussagen sind richtig?

a) Die Nervenzellen des Rückenmarks sind so miteinander verschaltet, dass dort Grundprogramme der motorischen Steuerung für die Skelettmuskulatur verankert sind.

b) Die Zellkörper der sensorischen Nervenzellen liegen im Hinterhorn des Rückenmarks, die mit ihrem peripheren Fortsatz mit einem Dehnungsrezeptor verbunden sind.

c) Der Eigenreflex ist die einfachste Form eines Leitungs- oder Reflexbogens. An seiner Ausführung sind nur zwei Nervenzelltypen beteiligt.

d) Eigenreflexe laufen bewusst bei zahlreichen Bewegungen ab und halten den Menschen z.B. entgegen der Schwerkraft aufrecht.

e) Der Name Fremdreflex rührt daher, dass gereiztes und Erfolgsorgan nicht identisch sind. Fremdreflexe sind oft Schutzreflexe.

ZOM → S. 420

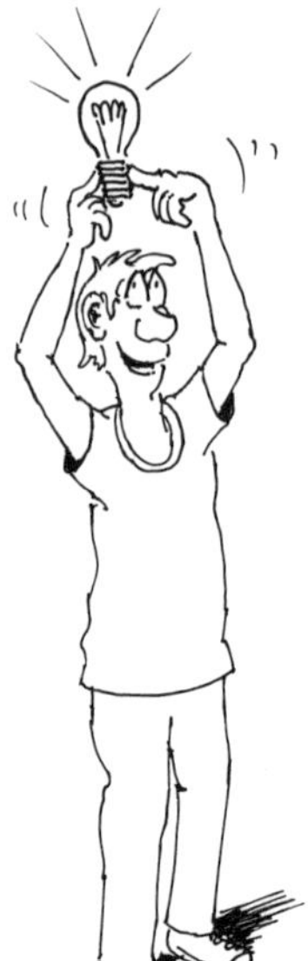

14.28 Arterien des Gehirns

Bitte ergänzen Sie die fehlenden Beschriftungen der Abbildung:

- **a**) hintere Großhirnarterie (A. cerebri posterior)
- **b**) innere Halsarterie
- **c**) Kleinhirnarterien (Aa. cerebellares)
- **d**) vordere Großhirnarterie (A. cerebri anterior)
- **e**) Wirbelarterie
- **f**) vordere Verbindungsarterie (A. communicans anterior)
- **g**) Schädelbasisarterie
- **h**) mittlere Großhirnarterie (A. cerebri media)
- **i**) Rückenmarkarterie
- **j**) hintere Verbindungsarterie (A. communicans posterior)

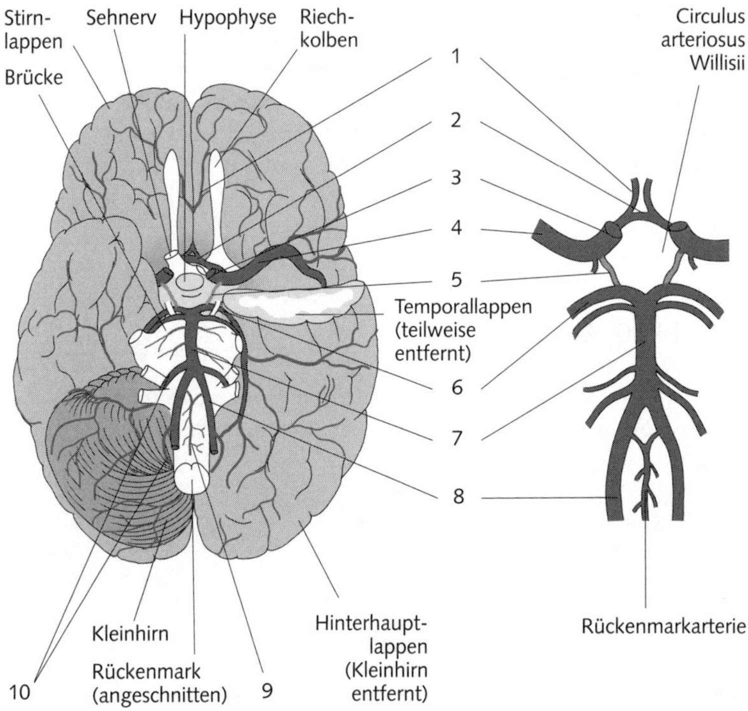

ZOM → Abb. 14.53 u. 14.54

14.29 Circulus arteriosus cerebri

Ergänzen Sie die folgende Textpassage mit den unten stehenden Begriffen.

Durch ____________________ zwischen ____________________ der linken und rechten____________________ entsteht an der ____________ ein ________ ________________, der einen ________________ zwischen rechts- und linksseitigen ________________ ermöglicht. Dabei verbindet die ________________ die ________________ mit der ____________ ______ und die ______________________ verbindet die beiden ____________________.

arterieller Gefäßring, Arterien, Blutaustausch, Hirnarterien, Hirnbasis, Hirnhälfte, hinteren Großhirnarterie, hintere Verbindungsarterie, innere Halsarterie, Verbindungsäste, vorderen Großhirnarterien, vordere Verbindungsarterie

ZOM → S. 434

14.30 Aneurysmen

1. Erklären Sie kurz, was man unter den Hirnarterienaneurysmen versteht.
2. Nennen Sie außerdem die Symptome der Aneurysmablutungen.

1. ____

____

____

2. ____

____

ZOM → S. 434

14.31 Liquorräume

Bitte beschriften Sie die Abbildung:

a) III. Ventrikel
b) Kleinhirn (Cerebellum)
c) Zentralkanal
d) Balken (Corpus callosum)
e) oberer Blutleiter (Sinus sagittalis superior)
f) Arachnoidalzotten
g) Rückenmark (Medulla spinalis)
h) mittlere Öffnung des IV. Ventrikels
i) Adergeflecht des IV. Ventrikels
j) Kleinhirnzisterne
k) Vene
l) Zwischenkammerloch (Foramen interventriculare)
m) Brücke (Pons)
n) Aquädukt
o) Hypophyse
p) Subarachnoidalraum
q) IV. Ventrikel
r) Adergeflecht

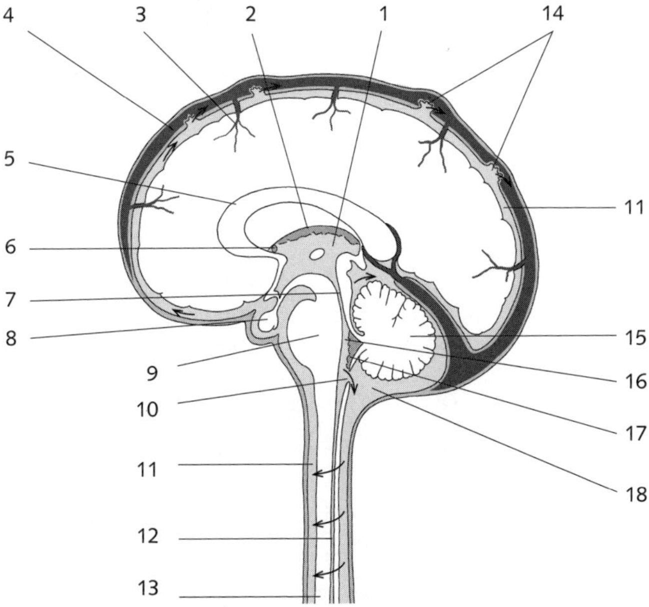

ZOM → Abb. 14.52

✔ 14.32 Lernen und Gedächtnis

Welche Aussagen sind richtig?

a) Grundlage des Kurzzeitgedächtnisses sind wahrscheinlich Nervenzellverbände, in denen Erregungen kreisen, evtl. von der Hirnrinde zur Formatio reticularis und wieder zurück zur Hirnrinde.

b) An der Überführung von Informationen ins Langzeitgedächtnis sind Strukturen des limbischen Systems, z.B. Hippocampus und Mandelkern beteiligt.

c) Lernen bedeutet Handlungen gezielt zu wiederholen, zu verbessern und Wissen zu vermehren. Hierfür wird das Gedächtnis benötigt.

d) Patienten mit beidseitiger Zerstörung des Hippocampus können zwar neue Informationen ins Langzeitgedächtnis einspeisen, sich jedoch nicht an zurückliegende Dinge erinnern.

e) Die Langzeitpotenzierung stimuliert die Proteinsynthese, feine Dendritenäste sprossen aus und es werden neue Synapsen gebildet.

ZOM → S. 426

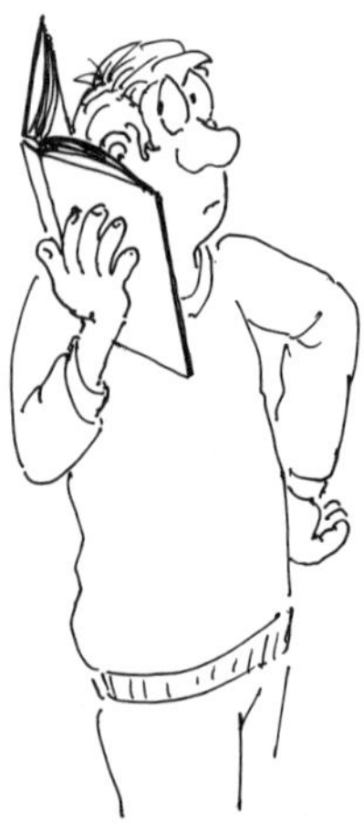

14.33 Hirn- und Rückenmarkhäute

Bitte ordnen Sie zu:

1) Arachnoidea mater

2) Dura mater

3) Falx cerebri

4) Pia mater

a) feinfaseriges Bindegewebe, das fest mit der Oberfläche von Gehirn und Rückenmark verwachsen ist

b) feinfaseriges Bindegewebe, das fest mit der harten Hirnhaut verwachsen ist

c) ist aus straffem kollagenfaserigem Bindegewebe aufgebaut und hat Bedeutung vor allem als Organkapsel

d) verläuft zwischen den Großhirnhemisphären von vorne nach hinten und reicht vom Schädeldach bis zum Balken

ZOM → S. 428

14.34 Venen des Gehirns

Bitte beschriften Sie die Abbildung mit Hilfe folgender Begriffe:

a) äußere große Drosselvene
b) Sinus sagittalis rectus
c) Gesichtsvene
d) Sinus sagittalis superior
e) Hinterhauptvene
f) innere große Drosselvene
g) Sinuszusammenfluss
h) Sinus sagittalis inferior

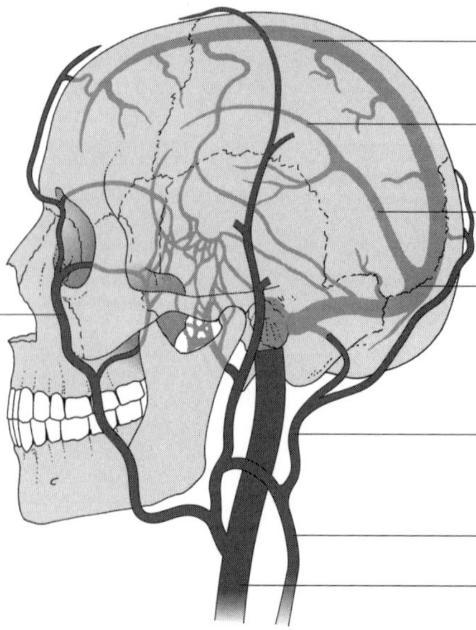

ZOM → Abb. 14.58

14.35 Gehirn (Encephalon)

Ergänzen Sie die folgende Textpassage mit den unten stehenden Begriffen.

Das Gehirn ist ein ____________________ und der ____________________ aller ____________________ und ____________________. Sein ____________________ beträgt beim erwachsenen Menschen ungefähr ____________________ bzw. ca. ____________________. Das kompakte Gewebe des Gehirns umschließt ein ____________________, die ____________________ mit der ____________________.

bewussten Handlungen, 2 % des Körpergewichts, Empfindungen, 1100–1500 g, flüssigkeitsgefülltes Hohlraumsystem, Gehirn-Rückenmarks-Flüssigkeit, Gewicht, lebenswichtiges Steuerzentrum, Sitz, vier Hirnkammern

ZOM → S. 400

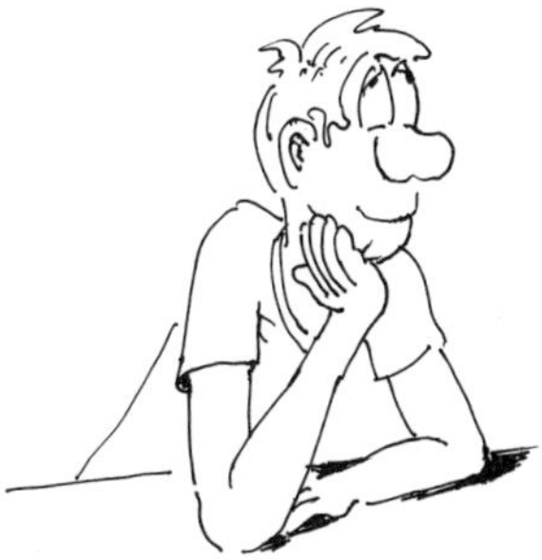

? 14.36 Autonomes Nervensystem

Füllen Sie bitte die folgende Tabelle aus.

Organ	Sympathikus	Parasympathikus
Blutgefäße		
Bronchien		
Herzmuskel		
Magen-Darm-Trakt		
Pupille		
Sexualorgane beim Mann		
Speicheldrüsen		
Tränendrüse		
Verdauungsdrüsen		

ZOM → Tab. 14.63

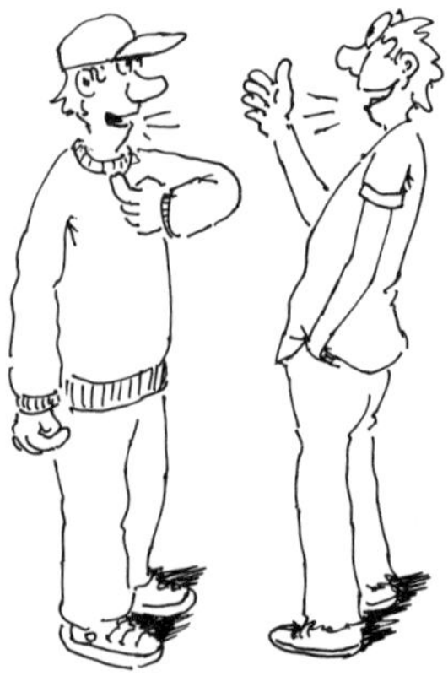

15 Sinnesorgane und Sinneswahrnehmung

15.1 Geruchssinn

Bitte setzen Sie die folgenden Begriffe an die jeweils richtige Stelle:

a) Riechschleimhaut
b) Drüse
c) Geruchsstoffe
d) Umschaltung auf 2. Neuron
e) Schleimschicht
f) Siebbeinplatte
g) Riechkolben
h) Basalzelle
i) Kinozilien
j) Riechzelle
k) Stützzelle

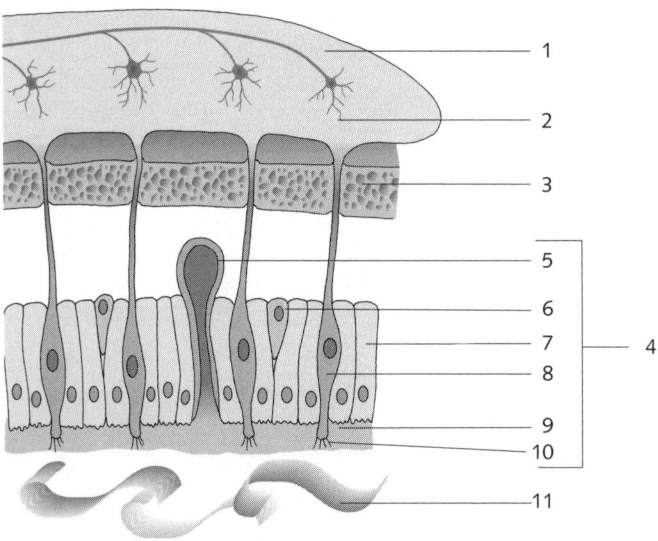

ZOM → Abb. 15.8

15.2 Oberflächensinn

Bitte ordnen Sie zu:

1) Haarfollikelrezeptoren
2) mechanosensorische Nozizeptoren
3) Meissner-Körperchen
4) Merkel-Zellen
5) polymodale Nozizeptoren
6) Vater-Pacini-Körperchen

a) registrieren Druck und liegen vor allem in der basalen Zellschicht der Oberhaut
b) eiförmige Rezeptororgane in den Bindegewebepapillen der Leistenhaut
c) afferente Nervenfasern, die den Haarfollikel umspinnen und Haarberührungen registrieren
d) reagieren auf unterschiedliche Reize, sofern diese gewebeschädigend sind
e) länglich-ovale Rezeptororgane der Leder- und Unterhaut, die Vibrationen registrieren
f) freie Nervenendigungen, die durch starke mechanische Reize aktiviert werden

ZOM → S. 446 u. 448

15.3 Sehbahn

Beschreiben Sie den Verlauf der Sehbahn.

1. ____

____

2. ____

____

3. ____

ZOM → S. 464

15.4 Augenkammern und Kammerwasser

Bitte beschriften Sie die Abbildung mit Hilfe folgender Begriffe:

a) Linse (Lens)
b) Regenbogenhaut (Iris)
c) vordere Augenkammer
d) Schlemm-Kanal
e) Ziliarkörper (Corpus ciliare)
f) Pupille
g) Kammerwinkel
h) Hornhaut (Kornea)
i) hintere Augenkammer
j) Ziliarfortsätze
k) Zonulafasern
l) Kammerwasserfluss

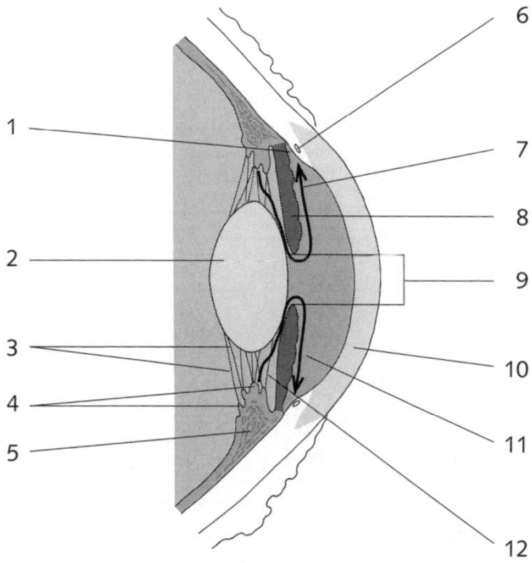

ZOM → Abb. 15.17

✓ 15.5 Geschmackssinn

Welche Aussagen sind richtig

a) Die Geschmacksknospen sind in das einschichtige verhornte Plattenepithel des Kopfdarms eingebaut.

b) Geschmackszellen sind sekundäre Sinneszellen mit einer Lebensdauer von nur ca. vier Wochen.

c) Die Rezeptoren für Geschmack sind in den Geschmacksknospen lokalisiert. Diese befinden sich v.a. in Zungenpapillen.

d) Seröse Spüldrüsen in der Nähe der Geschmacksknospen spülen mit ihrem Speichel die Knospenöffnungen frei.

e) Geschmackszellen sind Chemorezeptoren. Ihre Mikrovilli sind der Rezeptorort für Geschmacksstoffe, die ein Rezeptorpotenzial erzeugen.

ZOM → S. 452

15.6 Auge und Sehsinn

Ergänzen Sie die folgende Textpassage mit den unten stehenden Begriffen.

Das menschliche ________________ erlaubt die ________________ von ________________ mit unterschiedlichen ________________ und ________________. Das ________________ ist der ________________, der geschützt in der ____________________________ untergebracht ist, er verfügt über ________________ wie z.B. ________________ und ________________.

Augenlider, Augapfel, bewusste Wahrnehmung, Bildaufnahmeorgan, Bildern, Farben, Helligkeiten, Hilfseinrichtungen, knöchernen Augenhöhle, Sehsystem, Tränenapparat

ZOM → S. 452

15.7 Abschnitte des Ohres

Folgende Begriffe sollen an die richtige Stelle gesetzt werden:

a) VIII. Hirnnerv
b) hyaliner Knorpel
c) Hammer (Malleus)
d) Paukenhöhle (Cavum tympani)
e) Vorhof (Vestibulum)
f) Ohrtrompete (Tuba auditiva)
g) Amboss (Incus)
h) Ohrenschmalzdrüsen
i) Felsenbein
j) rundes Fenster (Fenestra cochleae)
k) Trommelfell (Membrana tympani)
l) Schnecke (Cochlea)
m) elastischer Knorpel
n) Bogengänge (Ductus semicirculares)
o) ovales Fenster (Fenestra vestibuli)
p) Steigbügel (Stapes)

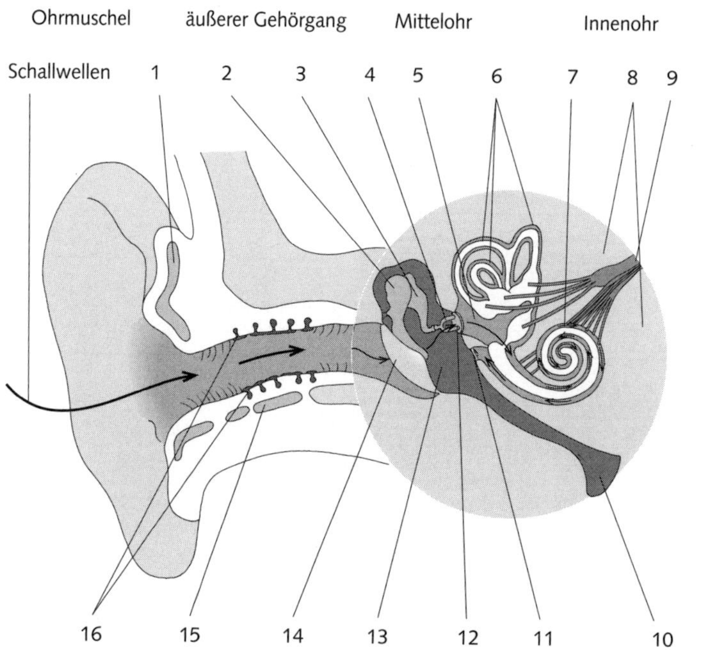

ZOM → Abb. 15.29

15.8 Ziliarkörper (Corpus ciliare)

In der folgenden Textpassage verbergen sich zwei inhaltliche Fehler. Welche?

Der Ziliarkörper ist ein ringförmiger Gewebewulst am Vorderrand der Aderhaut. Er weist in Richtung Linse zahlreiche Ziliarfortsätze auf. Im Innern liegt der quergestreifte Ziliarmuskel, der für die Akkomodation der Linse wichtig ist. Der Ziliarkörper wird nach hinten von einem einschichtigen Ziliarepithel bedeckt, in welchem die Zonulafasern der Linse verankert sind.

1. ______________________________

2. ______________________________

ZOM → S. 454

15.9 Pupillenreaktion

Erklären Sie kurz, was man unter der Pupillenreaktion versteht.

1. ______________________________

____

2. ______________________________

____

3. ______________________________

ZOM → S. 454

15.10 Gleichgewichtssinn

Bitte beschriften Sie die Abbildung:

a) Vorhoftreppe (Scala vestibuli)
b) Utriculus
c) rundes Fenster (Fenestra cochleae)
d) Paukentreppe (Scala tympani)
e) Gleichgewichtsorgane
f) Bogengänge (Ductus semicirculares)
g) Macula statica
h) Sacculus
i) Crista ampullaris
j) Steigbügel (Stapes)
k) Schneckengang (Ductus cochlearis)

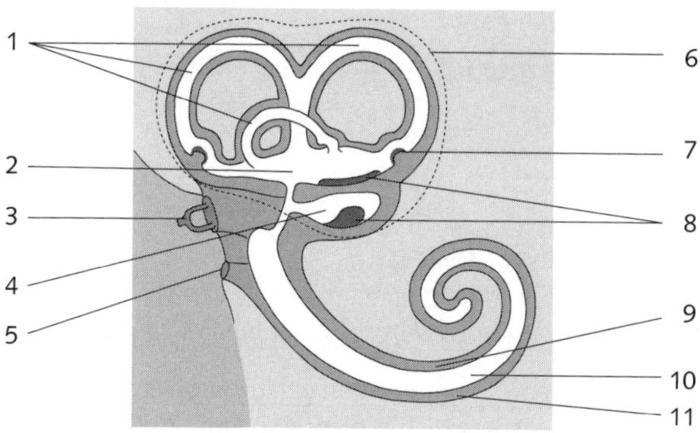

ZOM → Abb. 15.34

15.11 Akkomodation

Bitte ordnen Sie zu:

1) Fernakkomodation

2) Nahakkomodation

3) Presbyopie

a) mit zunehmendem Alter nehmen die Eigenelastizität der Linse und damit die Akkomodationsfähigkeit ab

b) der ringförmige Ziliarmuskel ist entspannt und die Zonulafasern sind dementsprechend angespannt

c) die Linse nimmt aufgrund ihrer Eigenelastizität eine kugelige Form an, ihre Brechkraft nimmt zu

ZOM → S. 456

15.12 Eingeweidesinn

In der folgenden Textpassage verbirgt sich ein inhaltlicher Fehler. Welcher?

Informationen aus dem Körperinneren gelangen über den X. Hirnnerven und weitere somatosensorische Nervenfasern zum ZNS. Häufig bleiben die Meldungen unbewusst und dienen der reflektorischen Steuerung von Verdauung, Kreislauf und Atmung. Die wichtigsten Rezeptoren sind Mechano-, Chemo- und Schmerzrezeptoren.

ZOM → S. 450

15.13 Schichten der Netzhaut

Bitte beschriften Sie die Abbildung:

a) Pigmentepithelschicht
b) Stäbchenzelle
c) Nervenfaserschicht
d) bipolare Zelle
e) äußere Körnerschicht
f) Axone der Ganglienzellen
g) Schicht der Stäbchen und Zapfen
h) Zapfenzelle
i) Außensegment (Stäbchenzelle)
j) amakrine Zelle
k) Ganglienzellschicht
l) Horizontalzelle
m) innere Körnerschicht
n) Pigmentepithelzelle
o) innere plexiforme Schicht
p) Außensegment (Zapfenzelle)
q) Ganglienzelle
r) äußere plexiforme Schicht

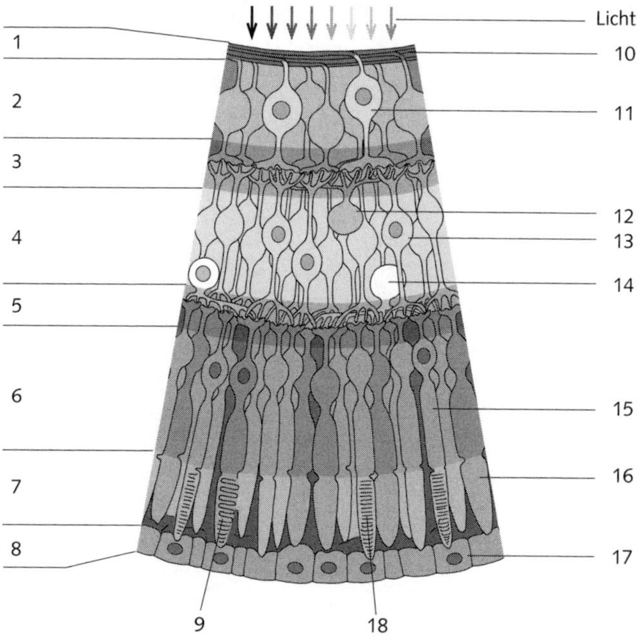

ZOM → Abb. 15.19

15.14 Zellen der Netzhaut

Bitte ordnen Sie zu:

1) amakrine Zellen
2) bipolare Zellen
3) Ganglienzellen
4) Stäbchenzellen
5) Zapfenzellen

a) ermöglichen eine hohe Bildauflösung, d.h. scharfes Sehen
b) besitzen viele Dendriten und je ein Axon
c) besitzen zwei Fortsätze, einen Dendrit und ein Axon
d) tragen zur Informationsverarbeitung innerhalb der Netzhaut bei
e) nehmen Helligkeits-, nicht aber Farbunterschiede wahr

ZOM → S. 460

15.15 Grüner Star (Glaukom)

1. Erklären Sie kurz, was man unter dem grünen Star versteht. 2. Was ist eine häufige Ursache, 3. was können die Folgen sein?

1. ______________________________

2. ______________________________

3. ______________________________

ZOM → S. 458

15.16 Äußere Augenmuskeln

Bitte kennzeichnen Sie die folgenden anatomischen Strukturen:

a) Augapfel (Bulbus oculi)
b) unterer gerader Augenmuskel (M. rectus inferior)
c) Oberlidheber
d) innerer gerader Augenmuskel (M. rectus medialis)
e) Stirnhöhle (Sinus frontalis)
f) oberer schräger Augenmuskel (M. obliquus superior)
g) Trochlea
h) unterer schräger Augenmuskel (M. obliquus inferior)
i) oberer gerader Augenmuskel (M. rectus superior)
j) äußerer gerader Augenmuskel (M. rectus lateralis)

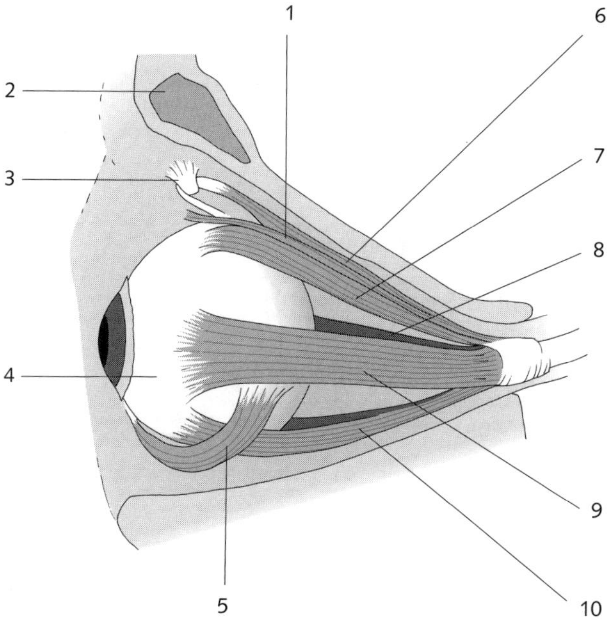

ZOM → Abb. 15.23

16 Haut und Hautanhanggebilde

16.1 Hautanhanggebilde

Bitte setzen Sie die folgenden Begriffe an die jeweils richtige Stelle der Abbildung:

a) subkutanes Fettgewebe
b) Blutgefäß
c) Haaraufrichter
d) Schweißdrüse
e) Haarzwiebel
f) Lederhaut
g) Haartrichter
h) Oberhaut
i) Talgdrüse
j) Haarfollikel
k) Felderung
l) Ausführungsgang einer Schweißdrüse
m) Haar

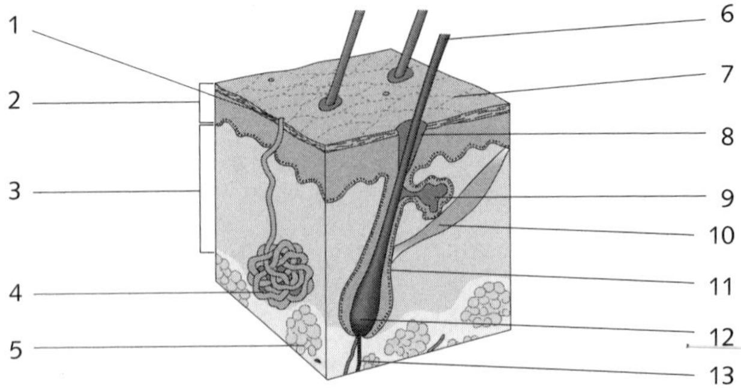

ZOM → Abb. 16.7

16.2 Funktionen der Haut

Nennen Sie die Hauptfunktionen der Haut.

1. ______________________________
2. ______________________________
3. ______________________________
4. ______________________________
5. ______________________________

ZOM → S. 478

16.3 Hautschichten

Welche Aussagen sind richtig?

a) Die Oberhaut ist ein mehrschichtiges verhorntes Plattenepithel ohne Blutgefäße. Sie ist je nach mechanischer Beanspruchung unterschiedlich dick.

b) Die Geflechtsschicht der Lederhaut besteht aus lockerem Bindegewebe mit eingelagerten elastischen Fasern.

c) Die Unterhaut enthält als Zwischenzellsubstanz reichlich Wasser bindende Proteoglykane. Dadurch entsteht der Spannungszustand der Haut.

d) Die Papillarschicht ragt in Papillen aus straffem Bindegewebe in die Oberhaut. Jede Papille enthält viele Hornlamellen und unterschiedlich viel Fettgewebe.

e) Die Unterhaut besteht aus lockerem Bindegewebe und dient als eine Verbindungsschicht zwischen der Haut und tiefer gelegenen Geweben.

ZOM → S. 478 u. 480

16.4 Nägel

Bitte beschriften Sie die Abbildung:

a) Nagelwall
b) Nagelplatte
c) Nagelbett
d) Nagelmatrix
e) Nagelfalz
f) Lunula
g) Nagelhäutchen
h) Fingerendglied

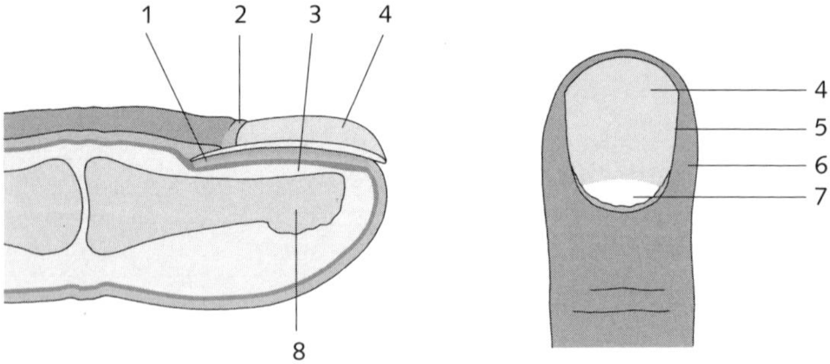

ZOM → Abb. 16.10

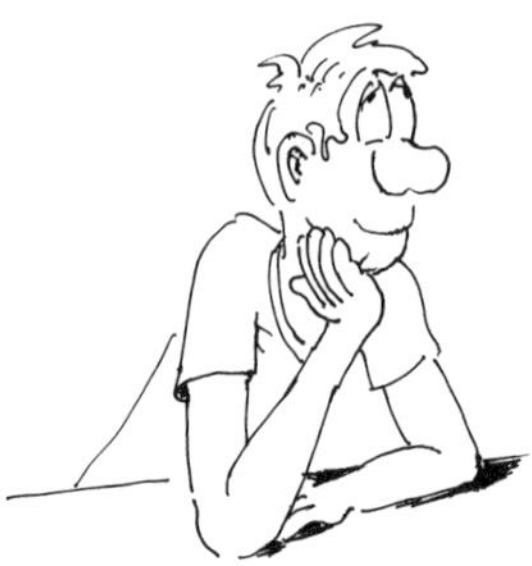

16.5 Lebenswichtige Elemente und Moleküle

Bitte ordnen Sie zu:

1) Keratinozyten
2) Melanozyten
3) Merkel-Zellen
4) Langerhans-Zellen

a) Antigen-präsentierende Zellen als Bestandteil der Haut-Immunabwehr
b) spezialisierte Hautzellen, die für Druckregistrierung zuständig sind
c) werden ständig in der Basalschicht neu gebildet und verhornen in der Körnerschicht
d) bestimmen die Hautfarbe und rufen die Sonnenbräunung hervor

ZOM → S. 478

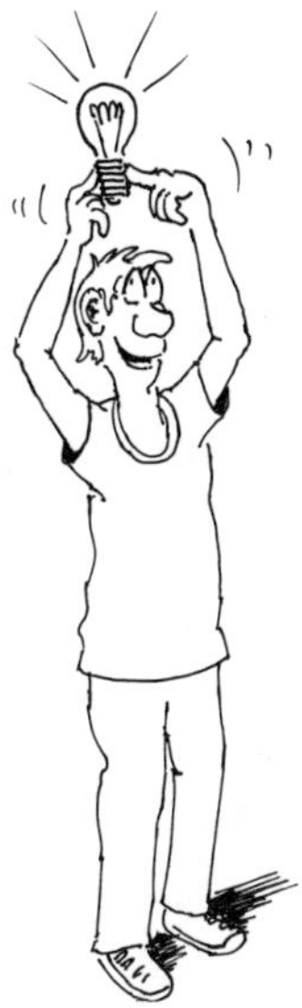

16.6 Weibliche Brustdrüse

Folgende Begriffe sollen an die richtige Stelle gesetzt werden:

a) Läppchen
b) Endstücke
c) Fett- und Bindegewebe
d) Hauptausführungsgang (Ductus lactifer colligens)
e) kleiner Brustmuskel (Musculus pectoralis minor)
f) tubulo-alveoläre Endstücke
g) Lappen
h) Milchsäckchen (Sinus lactifer)
i) großer Brustmuskel (Musculus pectoralis major)
j) Brustwarze
k) Rippe
l) Milchgänge (Ductus lactiferi)

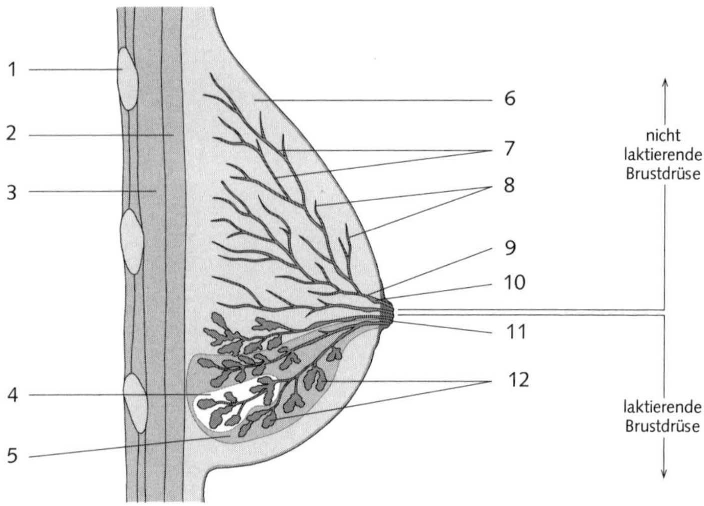

ZOM → Abb. 16.15

☒ 16.7 Talg-, Duft- und Schweißdrüsen

Welche Aussagen treffen nicht zu?

a) Talgdrüsen münden meist in einen Haartrichter und bestehen aus Drüsenläppchen. Freie Talgdrüsen ohne Bezug zu Haaren sind selten.

b) Duftdrüsen gibt es überall in der Haut. Sie liegen in der Lederhaut und reichen z.T. bis in die Unterhaut.

c) Schweißdrüsen produzieren ein alkalisches Sekret, das unter Bakterieneinfluss einen intensiven Geruch entwickelt.

d) Duftdrüsen, auch als apokrine Schweißdrüsen klassifiziert, treten vor allem in der Achsel- und der Genitalregion auf.

e) Bei Ruckstau von Talg in die Talgdrüsen entsteht ein Mitesser. Bakterien können zu einer örtlichen Entzündung mit Eiterbildung führen.

ZOM → S. 484

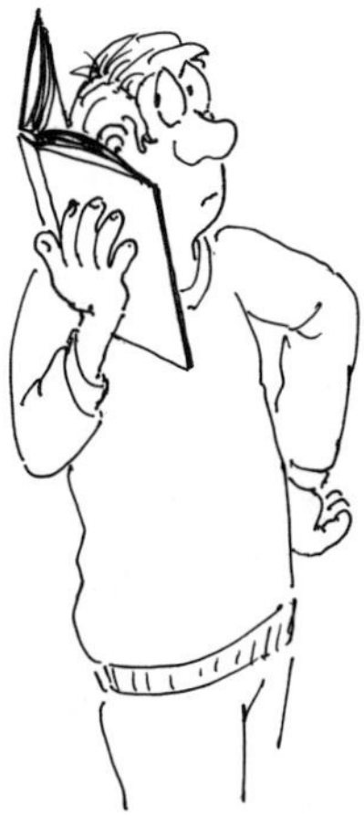

Lösungen

Kapitel 1

Aufgabe 1.1 Achsen und Ebenen des Körpers

1e, 2f, 3d, 4c, 5a, 6b

Aufgabe 1.2 Stoffwechsel

ablaufenden Reaktionen, Anabolismus, Katabolismus, Strukturstoffwechsel, Zellstrukturen, Energiestoffwechsel, Gewinnung von Energie

Aufgabe 1.3 Organsysteme des Menschen

Mineralspeicher, Körperbewegungen: Skelett- und Muskelsystem

Entzündungs- und Heilungsprozesse: Abwehrsystem

Abtransport von Stoffwechselendprodukten: Herz-Kreislauf-System, Blut

Mitwirkung bei der Blutdruckregulation: Harnsystem

Regulationszentrum für das innere Milieu: Nervensystem

Synthese von Vitamin-D-Hormon: Haut

Entgiftung und Resorption von Nährstoffen: Leber, Verdauungssystem

Ernährung des Ungeborenen: Genitalsystem

Regulation von Stoffwechselaktivitäten: Hormonsystem

Mitregulation des Säure-Basen-Haushaltes: Atemsystem

Aufgabe 1.4 Körperabschnitte

c

Aufgabe 1.5 Rumpf (Truncus)

1. Brusthöhle
2. Bauchhöhle
3. Beckenhöhle

Aufgabe 1.6 Lage- und Richtungsbezeichnungen

1f, 2b, 3m, 4h, 5n, 6p, 7k, 8d, 9l, 10g, 11o, 12a, 13j, 14e, 15c, 16i

Aufgabe 1.7 Lehre vom Körper

1e, 2a, 3f, 4b, 5d, 6c

Kapitel 2

Aufgabe 2.1 Zellaufbau

1. Pigmente
2. Speichersubstanzen
3. Zellkern
4. Zellorganellen
5. Zytoskelett

Aufgabe 2.2 Zellmembran

a, c, e

Aufgabe 2.3 Transport durch die Zellmembran

1e, 2c, 3g, 4b, 5h, 6a, 7f, 8d

Aufgabe 2.4 Glykokalix und Membranproteine

1b, 2c, 3d, 4a

Aufgabe 2.5 Passiver Transport

a, d

Aufgabe 2.6 Aktiver Transport

1e, 2d, 3a, 4c, 5b

Aufgabe 2.7 Membranpotenzial

elektrisches Potenzial, Ruhezustand, negativ, positiv, Ruhemembranpotenzial, – 50 bis – 100 mV, ungleiche Ionenverteilung, Intra- und Extrazellularraum, Zellinneren, 35-mal, 20-mal, extrazellulär

Aufgabe 2.8 Zellkontakte

1c, 2h, 3d, 4g, 5a, 6e, 7f, 8b

Aufgabe 2.9 Typen von intrazellulären Haftkontakten

1. Desmosom (Macula adhaerens): fleckförmiger Zellkontakt, der den Zellen eine starke mechanische Verhaftung verleiht.
2. Zonula adhaerens: gürtelförmiger Zellkontakt von Epithelzellen, der strukturell dem Desmosom ähnelt.

Aufgabe 2.10 Zellskelett (Zytoskelett)

1b, 2a, 3c

Aufgabe 2.11 Zellorganellen

1f, 2d, 3b, 4g, 5e, 6c, 7a, 8h, 9i

Aufgabe 2.12 Spindelapparat

Als Spindelapparat bezeichnet man einen Mikrotubulusapparat, der sich bei der Mitose zwischen zwei in der Zelle gegenüber liegenden Zentrosomen und dazwischen liegenden Chromosomen bildet.

Aufgabe 2.13 Mitochondrien

ATP-Produzenten, Kraftwerke, innere, äußere Membran, intermembranären Raum, inneren Membran, Mitochondrien vom Cristatyp, Tubulustyp

Aufgabe 2.14 Lysosomen

1d, 2f, 3b, 4e, 5j, 6c, 7i, 8g, 9a, 10h

Aufgabe 2.15 Peroxisomen

1. Statt „Zelleinschlüsse" ist „Organellen" richtig
2. Statt "inneren Membran" ist „Matrixraum bzw. Innenraum" richtig
3. Statt „Malatase" ist „Katalase" richtig

Aufgabe 2.16 Ribosomen

1. Ribosomen sind ins Zytoplasma oder an das raue endoplasmatische Retikulum eingelagerte Zellorganellen, die im Zellkern gebildet werden und eine bedeutende Rolle bei der Proteinsynthese spielen.
2. Sie bestehen aus zwei Untereinheiten, die jeweils aus ribosomaler Ribonukleinsäure und speziellen Proteinen aufgebaut sind.

Aufgabe 2.17 Zellkern

1d, 2g, 3b, 4h, 5c, 6f, 7a, 8e

Aufgabe 2.18 Chromatin

1. Euchromatin: eine Kernsubstanz, die aus DNA und Kernproteinen aufgebaut ist. Es entspricht dem Zustand entspiralisierter DNA, die einheitlich aussieht und Informationen ins Zytoplasma entlässt.
2. Heterochromatin: eine Kernsubstanz, die aus DNA und Kernproteinen besteht. Es ist im Zellkern schollig angeordnet und entspricht spiralisierter DNA, von der keine Informationen angelesen werden.

Aufgabe 2.19 Golgi-Apparat

b

Aufgabe 2.20 Pigmente

1c, 2d, 3b, 4a

Aufgabe 2.21 Genom

Erbinformation, Desoxyribonukleinsäure, Erbmaterial, 46 Einheiten, Chromosomen, diploiden Chromosomensatzes, Keimzellen, 23 Chromosomen, haploiden Chromosomensatz

Aufgabe 2.22 Chromosom

1b, 2e, 3a, 4c, 5d

Aufgabe 2.23 Geno- und Phänotyp

Gene, Genotyp, Erbbild, Expression, Transkription, Translation, Erscheinungsbild, Phänotyp, Umweltfaktoren

Aufgabe 2.24 Allele

1. Die Gene, die bei homologen Chromosomen an identischen Genorten liegen, werden Allele genannt.
2. Tragen beide Allele die gleiche Erbinformation, bezeichnet man dies als homozygot. Sind sie nicht identisch, spricht man von heterozygot.

Kapitel 3

Aufgabe 3.1 Gewebearten

1b, 2f, 3h, 4e, 5a, 6g, 7d, 8c

Aufgabe 3.2 Ein- und mehrschichtige Oberflächenepithelien

1b, 2c, 3a, 4e, 5f, 6d, 7h, 8g

Aufgabe 3.3 Ausführungsgangsystem

1h, 2c, 3f, 4a, 5d, 6g, 7i, 8e, 9b

Aufgabe 3.4 Eigenschaften von Epithelgewebe

zellreiche Gewebe, Zellen, Spaltraum,

Zwischenzellsubstanz, Blutgefäße, Basalmembran, zellfreie Schicht, Interzellularsubstanz, Epithel, Gewebe

Aufgabe 3.5 Weißes und braunes Fettgewebe

a, c

Aufgabe 3.6 Fasern des Bindegewebes

Elastische Fasern: sind stark dehnbar (um mehr als das Doppelte der Ausgangslänge).

Kollagene Fasern: sind am dicksten und sehr zugfest, aber kaum dehnbar.

Retikuläre Fasern: sind deutlich dünner und weniger mechanisch belastbar als kollagene Fasern, dafür aber begrenzt dehnungsfähig.

Aufgabe 3.7 Endo- und exoepitheliale exokrine Drüsen

Epithel, Sekret, Oberfläche, bauchigen Becherzellen, Einzelzellen, Oberflächenepithel, Darms, Drüsengewebe, Oberflächenepithels, Organen, Einzeldrüsen, Bindegewebe

Aufgabe 3.8 Lamellenknochen

1g, 2j, 3e, 4a, 5l, 6f, 7c, 8i, 9k, 10d, 11h, 12b

Aufgabe 3.9 Bindegewebeformen

1c, 2a, 3b, 4e, 5d, 6g, 7f

Aufgabe 3.10 Knochenhaut (Periost)

1f, 2c, 3d, 4a, 5e, 6b

Aufgabe 3.11 Bau- und Speicherfett

1. Baufett: hat vor allem mechanische Aufgaben als Polster- und Füllgewebe, z.B. subkutan in Handteller und Fußsohle und im Bereich von Gesäß und Knie.
2. Speicherfett: ist fast überall im Körper zu finden, in größeren Mengen subkutan in der Haut und im großen Netz. Es unterliegt einem ständigen Auf- und Abbau und dient als Energiespeicher. Gleichzeitig bildet Fett einen Kälteschutz.

Aufgabe 3.12 Knorpelgewebe

1c, 2a, 3b

Aufgabe 3.13 Geflechtknochen

Knochengeflechtwerk, Binnenstrukturen, Lamellen, Osteone, Osteozyten, kalzifizierten Interzellularsubstanz, belastbar, Lamellenknochen, Erwachsenen, Felsenbein, Schädels

Aufgabe 3.14 Desmale Ossifikation

1. Bei der desmalen Ossifikation beginnt die Knochenbildung direkt im embryonalen Mesenchym. Mesenchymale Zellen wandeln sich zu Osteoblasten um, die Geflechtknochen bilden.
2. Der so gebildete Knochen heißt Bindegewebeknochen, Deck- oder Belegknochen. Er wird später durch Lamellenknochen ersetzt.
3. Durch desmale Ossifikation entstehen Knochen des Schädeldaches, Gesichtsschädels und Teile des Schlüsselbeins.

Aufgabe 3.15 Chondrale Ossifikation

1e, 2b, 3f, 4k, 5h, 6a, 7l, 8d, 9c, 10j, 11i, 12g

Aufgabe 3.16 Knochengewebe

Skelettknochen, hohen Gehaltes, kollagenen Fasern, Elastizität, Einlagerung, Kalziumverbindungen, hart, Kalziumspeicher, Organismus

Aufgabe 3.17 Anordnungsformen der Lamellen

c

Aufgabe 3.18 Einfluss von Hormonen und Vitaminen auf Knochen- und Kalziumhaushalt

Calcitriol: ist ein Abkömmling von Vitamin D, das unter dem Einfluss von Sonnenlicht in der haut gebildet wird. Calcitriol fördert die Kalzium- und Phosphataufnahme im Darm und deren Einbau in die Knochen.

Geschlechtshormone: fördern die Knochenbildung und –mineralisierung.

Glukokortikoide: hemmen die Bildung von Osteoblasten und damit die Knochenbildung.

Kalzitonin: hemmt die Kalziumfreisetzung

aus den Knochen und senkt so die Blutkalziumkonzentration.

Parathormon: fördert die Aktivität von Osteoklasten und damit die Freisetzung von Kalzium. Die Blutkalziumkonzentration steigt an.

Wachstumshormon: stimuliert die Bildung von Insulin-ähnlichen Faktoren in der Leber, die sowohl die enchondrale als auch die perichondrale Ossifikation, also Längs- und Dickenwachstum des Knochens beeinflussen.

Vitamin C: fördert die Kollagensynthese.

Aufgabe 3.19 Knochenbruchheilung

1. Primäre Bruchheilung: Liegen die Knochenbruchstücke lücken- und bewegungslos aneinander, heilt die Fraktur ganz ähnlich dem Knochenumbau durch Neubildung von Osteonen über die Frakturstelle hinweg. Diese primäre Bruchheilung ist nur bei operativer Fixierung der Frakturenden möglich, z.B. durch Schrauben.
2. Sekundäre Bruchheilung: Sind die Frakturenden nicht völlig ruhiggestellt (z.B. bei einem Gipsverband), oder ist der Spalt zwischen ihnen größer als 1 mm, kommt es zur sekundären Bruchheilung über Kallusbildung.

Aufgabe 3.20 Glattes Muskelgewebe

Wand von Hohlorganen, Magen-Darm-Trakts, Harnwege, Blut- und Lymphgefäße, glatter Muskelzellen, autonome Nervensystem, Eingeweidemuskulatur, spontan, Impuls, Kontraktion, glatten Muskulatur

Aufgabe 3.21 Hüllgewebe des Skelettmuskels

1c, 2i, 3f, 4h, 5d, 6g, 7b, 8e, 9a

Aufgabe 3.22 Skelettmuskelgewebe

b, c, e

Kapitel 4

Aufgabe 4.1 Aktiver und passiver Bewegungsapparat

1. Als aktiver Bewegungsapparat bezeichnet man die Skelettmuskeln, die die Knochen bewegen.
2. Das aus Knochen, Knorpeln, Gelenken und verbindenden Bändern bestehende Skelettsystem wird als passiver Bewegungsapparat bezeichnet.

Aufgabe 4.2 Knochenbau

1b, 2d, 3c, 4a

Aufgabe 4.3 Röhrenknochen

1f, 2b, 3g, 4a, 5i, 6c, 7h, 8e, 9j, 10d

Aufgabe 4.4 Störungen des Knochenwachstums

a, c

Aufgabe 4.5 Oberes und unteres Sprunggelenk

1) b, c

2) a, d

Aufgabe 4.6 Oberflächenstrukturen von Knochen

1d, 2f, 3c, 4b, 5a, 6e

Aufgabe 4.7 Eigenschaften der Knochen

c, d

Aufgabe 4.8 Synarthrosen

1b, 2d, 3a, 4c

Aufgabe 4.9 Fontanellen und Schädelnähte (Suturae)

1e, 2c, 3d, 4f, 5g, 6b, 7a

Aufgabe 4.10 Amphiarthrosen

1. Amphiarthrosen sind Sonderformen der Diarthrosen, deren Beweglichkeit durch kräftige Bänder stark eingeschränkt ist.
2. Sie treten als straffe Gelenke bei den Fuß- und Handwurzelknochen oder beim Kreuzbein-Darmbein-Gelenk auf.

Aufgabe 4.11 Biologisches Verhalten von Skelettmuskeln

c

Aufgabe 4.12 Mimische Muskulatur

1d, 2b, 3e, 4c, 5a, 6f

Aufgabe 4.13 Bau der Skelettmuskeln

Skelettmuskel, Skelettmuskelfasern, Bindegewebehüllen, Bündeln, straffen, kollagenfaserigen Bindegewebehülle, Muskelfaszie, Zusammenhalt, Schutz

Aufgabe 4.14 Muskeltonus und Muskelkontraktion

1. Als Muskeltonus (Ruhetonus) bezeichnet man die Teilspannung eines Muskels, bei der ein Teil seiner Muskelfasern kontrahiert ist, während andere Muskelfasern entspannt sind.
2. Isometrische Kontraktion: eine Form der Muskelkontraktion, bei der die Länge des Muskels konstant bleibt, während seine Spannung steigt.
3. Isotonische Kontraktion bedeutet, dass sich ein Muskel bei gleich bleibender Spannung verkürzt.

Aufgabe 4.15 Schädelbasis

1e, 2j, 3f, 4d, 5k, 6r, 7s, 8m, 9q, 10c, 11l, 12g, 13a, 14i, 15h, 16p, 17n, 18b, 19o

Aufgabe 4.16 Schädelknochen

1. Der Kopf setzt sich aus 18 Schädelknochen zusammen.
2. Nach der Geburt stoßen die Schädelknochen an den Schädelnähten aneinander und verwachsen hier synarthrotisch.

Aufgabe 4.17 Schädelabschnitte

1b, 2c, 3a

Aufgabe 4.18 Nasennebenhöhlen

1c, 2e, 3k, 4h, 5j, 6f, 7i, 8b, 9d, 10a, 11g

Aufgabe 4.19 Fazialisparese

b

Aufgabe 4.20 Nasenhöhle

1. Statt „Keilbein" ist „Pflugscharbein" richtig.
2. Statt „zwei" ist „drei" richtig.

Aufgabe 4.21 Muskeln des Halses

1b, 2d, 3e, 4h, 5a, 6j, 7f, 8g, 9k, 10 c, 11l, 12i

Aufgabe 4.22 Nerven des Halses

1. Kleiner Hinterhauptsnerv (N. occipitalis minor).
2. Großer Ohrmuschelnerv (N. auricularis magnus).
3. Querer Halsnerv (N. transversus colli).
4. Überschlüsselbeinnerven (Nn. supraclaviculares).

Aufgabe 4.23 Kaumuskulatur

b

Aufgabe 4.24 Kopf- und Halsarterien

1h, 2b, 3f, 4i, 5c, 6d, 7g, 8a, 9e

Aufgabe 4.25 Mundbodenmuskulatur

1. Unterkiefer-Zungenbein-Muskel (M. mylohyoideus).
2. Zweibäuchiger Muskel (M. digastricus).
3. Griffelfortsatz-Zungenbein-Muskel (M. stylohyoideus).
4. Kinn-Zungenbein-Muskel (M. geniohyoideus).

Aufgabe 4.26 Nerven des Kopfes

b, d

Aufgabe 4.27 Kreuz- und Steißbein

1c, 2f, 3a, 4e, 5g, 6b, 7d

Aufgabe 4.28 Beckengürtel

b

Aufgabe 4.29 Bauplan der Wirbel

1c, 2f, 3d, 4a, 5b, 6e

Aufgabe 4.30 Brustkorb (Thorax)

1d, 2e, 3k, 4i, 5c, 6b, 7a, 8f, 9h, 10j, 11g

Aufgabe 4.31 Zwerchfell (Diaphragma)

unteren Brustkorböffnung, Muskel-Sehnen-Platte, Muskelteil, Ursprungsbereiche, drei Abschnitte, zentralen Sehnenplatte, Herzbeutel

Aufgabe 4.32 Zwischenrippenmuskeln

c, d

Aufgabe 4.33 Rumpf-Schultergürtel-Muskeln

1e, 2c, 3b, 4d, 5a

Aufgabe 4.34 Bauchwand und Bauchmuskulatur

1d, 2e, 3a, 4b, 5c, 6g, 7f

Aufgabe 4.35 Rückenmuskeln

1. M. latissimus dorsi.
2. M. levator scapulae.
3. M. pectoralis major.
4. M. pectoralis minor.
5. Mm. rhomboidei.
6. M. trapezius.

Aufgabe 4.36 Handskelett

1a, 2f, 3e, 4h, 5m, 6g, 7d, 8b, 9c, 10o, 11k, 12n, 13l, 14i, 15j

Aufgabe 4.37 Schultergürtel und Schultergürtelmuskulatur

1c, 2d, 3e, 4b, 5a

Aufgabe 4.38 Handwurzelkochen

Proximale Handwurzelknochen: Kahnbein (Os scaphoideum), Mondbein (Os lunatum), Dreieckbein (Os triquetrum), Erbsenbein (Os pisiforme).

Distale Handwurzelknochen: Großes Vieleckbein (Os trapezium), Kleines Vieleckbein (Os trapezoideum), Kopfbein (Os capitatum), Hakenbein (Os hamatum).

Aufgabe 4.49 Kniegelenk

1c, 2e, 3g, 4k, 5f, 6b, 7h, 8n, 9j, 10l, 11a, 12d, 13m, 14i

Kapitel 5

Aufgabe 5.1 Lage und Form des Herzens

1. Das Herz befindet sich im Mediastinum (Mittelfell) und liegt überwiegend in der linken Brustkorbhälfte.
2. Nach unten sitzt das Herz dem Zwerchfell (Centrum tendineum) auf.
3. Nach vorne grenzt es an das Brustbein, nach hinten an die Speiseröhre.
4. Das Herz hat die Form eines abgestumpften Kegels. Die Spitze dieses Kegels liegt sehr nahe an der Brustwand.

Aufgabe 5.2 Windkesselfunktion

systolischen Austreibungsphase, Aorten- und Pulmonalklappe, Diastole, Eigenelastizität, systolische Blutauswurf, Blutströmung

Aufgabe 5.3 Binnenräume des Herzens

1o, 2n, 3m, 4l, 5k, 6j, 7i, 8h, 9a, 10b, 11c, 12d,13e, 14f, 15g

Aufgabe 5.4 Herzbeutel

a, c

Aufgabe 5.5 Phasen des Herzzyklus

1b, 2a, 3b, 4a

Aufgabe 5.6 Ventilebene des Herzens

1b, 2f, 3i, 4d, 5j, 6h, 7c, 8g, 9a, 10e

Aufgabe 5.7 Regulation der Herzleistung

1c, 2c

Aufgabe 5.8 Herzaktion und Herzklappen

Anspannungsphase: Segel- und Taschenklappen zu, Austreibungsphase: Aorten und Pulmonalklappe offen, Entspannungsphase: Aorten und Pulmonalklappe zu, Füllungsphase: Segelklappen offen

Aufgabe 5.9 Erregungsleitungssystem des Herzens

1f, 2b, 3e, 4d, 5c, 6h, 7g, 8a

Aufgabe 5.10 Herzinfarkt

Herzkranzarterie, Äste, Thrombus, Sauerstoffmangel, Nekrose, Herzmuskelgebietes, Myokardinfarkt

Aufgabe 5.11 Elektrokardiogramm (EKG)

1e, 2c, 3d, 4b, 5a

Aufgabe 5.12 Blutversorgung des Herzens

1d, 2g, 3c, 4h, 5b, 6e, 7f, 8a

Aufgabe 5.13 Körper- und Lungenkreislauf

b, d

Aufgabe 5.14 Wandbau der Arterien

1b, 2a, 3c

Aufgabe 5.15 Verteilung des Herzzeitvolumens (HVZ)

Gehirn: ca. 15%, Haut in Ruhe: ca. 10%, Nieren: ca. 20%, Leber und Magen-Darm-Trakt: ca. 25%, Skelettmuskulatur: ca. 20%

Aufgabe 5.16 Aufbau der Herzwand

1. Richtig: „Blutgefäßfreie Endokarddoppelungen“ statt „Blutgefäßreiche Endokarddoppelungen“
2. Richtig: „Netz quergestreifter Herzmuskelzellen“ statt „Netz glatter Muskelzellen“
3. Richtig: „aus lockerem Bindegewebe“ statt „aus glattem Mesothel“

Aufgabe 5.17 Arterienwand

1d, 2a,3f, 4e, 5b, 6c

Aufgabe 5.18 Blutdruck

b, d

Aufgabe 5.19 Kreislaufregulation

Dehnungs- und Druckrezeptoren, Blutdruck, Puls, Kreislaufzentren, Blutdruckabfall, Sympathikusaktivität, Pressorezeptorenreflex, neuronale Kreislaufregulation

Kapitel 6

Aufgabe 6.1 Aufgaben des Blutes

1. Abwehrfunktionen
2. Gerinnungsfunktion
3. Pufferfunktion
4. Transportfunktion

Aufgabe 6.2 Rote Blutkörperchen

a, d

Aufgabe 6.3 Erythropoese

1b, 2d, 3c, 4a, 5e

Aufgabe 6.4 Funktion und Bau des Hämoglobins

eisenhaltige, Sauerstoff- und Kohlendioxidtransport, Proteinuntereinheiten, rotes Farbstoffmolekül, Häm, 160 mg/l, 140 mg/l, Kapillaren, Lungen, Lungenbläschen.

Aufgabe 6.5 Faktoren der Erythropoese

1. Vitamin B_{12}. 2. Folsäure. 3. Eisen.
4. Erythropoetin.
5. Die Lebensdauer der Erythrozyten beträgt ca. 120 Tage. Überalterte Erythrozyten werden in Knochenmark, Milz und Leber von Makrophagen abgebaut. Der Proteinanteil des durch Hämolyse freigesetzten Hämoglobins wird bis zu seinen Aminosäurenbausteinen abgebaut. Das Eisen des Häms wird entweder als Ferritin und Hämosiderin in Makrophagen gespeichert oder von Transferrin den Zellen des roten Knochenmarks zur Verfügung gestellt. Das Häm wird in das wasserunlösliche Bilirubin umgewandelt und an Albumin gebunden, in die Leber transportiert, wo es über die Galle ausgeschieden wird.

Aufgabe 6.6 Weiße Blutkörperchen

1b, 2e, 3a, 4d, 5c, 6f

Aufgabe 6.7 Puffersysteme des Blutes

1. Richtig: „Basen geben OH^--Ionen ab“ statt „Basen nehmen OH^--Ionen auf“
2. Richtig: „pH-Wert des Plasmas .... ist damit schwach alkalisch“ statt „ist damit neutral“.
3. Richtig: „Bikarbonat-Puffersystem“ statt „Proteinat-Puffersystem“.

Aufgabe 6.8 Hauptgruppen der Leukozyten

1c, 2e, 3b, 4a, 5d

Aufgabe 6.9 Thrombozytenpfropf und Blutstillung

1. Ein Notverschluss der verletzten Gefäßwand erfolgt durch die Thrombozyten.
2. Die Thrombozyten haften sich an Kollagenfasern der verletzten Gefäßwand und ballen sich durch Freisetzung von Botenstoffen zu einem Thrombozytenpfropf.
3. Die verletzte Gefäßwand sowie die benachbarten Blutgefäße verengen sich, um die Durchblutung des Verletzungsbereiches zu vermindern.
4. Durch die Gefäßkontraktion hört die verletzungsbedingte Blutung nach 1-2 Minuten auf.

Aufgabe 6.10 Anämien

b, d

Aufgabe 6.11 Peripheres Blutbild

1c, 2 d, 3b, 4a

Aufgabe 6.12 Fibrinolyse

1. Statt „Urokinase" ist „Antiplasmine" richtig.
2. Statt „Thrombin" ist „Fibrinbruchstücke" richtig.
3. Statt „Faktor IX" ist „Faktor XIII" richtig.

Aufgabe 6.13 Blutplättchen

a, c, e

Aufgabe 6.14 Plasmaelektrolyte

1c, 2a, 3e, 4f, 5g, 6d, 7b

Aufgabe 6.15 Plasmaproteine

Albumin: Aufrechterhaltung des kolloidosmotischen Drucks, Transport von Vitaminen, Hormonen, Bilirubin und Medikamenten. Transcortin: Transport des Hormons Kortisol. 1-Lipoprotein: Transport von Fetten. Haptoglobin: Transport von Hämoglobin. Immunglobuline: Immunabwehr.

Aufgabe 6.16 Rhesus-Inkompatibilität

c, d

Aufgabe 6.17 Gerinnungssystem

1c, 2 a, 3b

Aufgabe 6.18 Monozytäres Phagozytensystem

1. Monozyten.
2. Mikrogliazellen des ZNS.
3. Kupffer-Zellen der Leber.
4. Langerhans-Zellen der Haut.
5. Alveolarmakrophagen der Lunge.
6. Osteoklasten.
7. Dendritische Zellen des lymphatischen Gewebes.

Kapitel 7

Aufgabe 7.1 Phagozytose

Sonderform, Endozytose, Zellmembran, Phagozyten, erregerhaltige Bläschen, Lysosom, lysosomale Enzyme, Opsonierung, Komplementkomponente C3b, Antikörpern

Aufgabe 7.2 Spezifische und unspezifische Abwehr

1. Die spezifische Abwehr erkennt bestimmte körperfremde Strukturen von Erregern bzw. Fremdstoffen und bildet genau passende, spezifische Abwehrmoleküle zur Ausschaltung dieser Antigene.
2. Die unspezifische Abwehr ist angeboren. Sie ist für den nicht zielgerichteten Erstangriff gegen Krankheitserreger bzw. Fremdstoffe zuständig.

Aufgabe 7.3 Örtliche Barrieren des Körpers

1e, 2d, 3b, 4g, 5a, 6f, 7c

Aufgabe 7.4 Zytokine

1d, 2c, 3a, 4b

Aufgabe 7.5 MHC-Moleküle

1. MHC-I-Moleküle: sie sind auf den meisten Zellen zu finden. Sie unterscheiden sich von Mensch zu Mensch und sind für die Erkennung von Fremdzellen wesentlich.
2. MHC-II-Moleküle: sie sind normalerweise auf Antigen-präsentierende Zellen und B-Lymphozyten beschränkt.

Aufgabe 7.6 Opsonierung

1c, 2h, 3l, 4m, 5k, 6a, 7i, 8f, 9b, 10d, 11g, 12j, 13e

Aufgabe 7.7 Bildung von Plasmazellen

T-Helferzellen, Sekundärfollikeln lymphatischer Organe, Zentroblasten, Zentrozyten, lymphatischen Organe, Lymph- und Blutweg, Bindegewebe, Plasmazellen, Blut, Antikörper

Aufgabe 7.8 Funktionen der Milz

1. Abbau von überalterten Erythrozyten
2. Immunologische Kontrolle des Blutes
3. Thrombozytenspeicherung

Aufgabe 7.9 Feinbau der Milz

1f, 2b, 3h, 4j, 5c, 6e, 7a, 8i, 9g, 10d

Aufgabe 7.10 Antikörper

1c, 2d, 3b, 4e, 5a

Aufgabe 7.11 Immunisierung

1. Aktive Immunisierung: Hierbei wird der Organismus einem abgeschwächten oder abgetöteten Antigen (z.B. Erreger) ausgesetzt und damit zur Antikörperbildung und Immunität angeregt.
2. Passive Immunisierung: Hierbei werden dem Körper Antikörper gegen bestimmte Erreger verabreicht, die dem Sofortschutz des Organismus dienen.

Aufgabe 7.12 Lymphgefäße

1c, 2j, 3h, 4b, 5g, 6e, 7i, 8f, 9a, 10d

Aufgabe 7.13 Allergie

1. Entsprechend veranlagte Menschen bilden nach Kontakt mit bestimmten Antigenen sehr viel IgE-Antikörper, die an die Oberfläche von Mastzellen und basophilen Granulozyten binden.
2. Bei einem erneuten Kontakt mit dem Antigen bildet das Antigen Brücken zwischen benachbarten IgE-Antikörpern, woraufhin die Mastzellen und basophilen Granulozyten u.a. Histamin freisetzen.

Aufgabe 7.14 Lymphatische Organe

1) b, d

2) a, c

Aufgabe 7.15 B- und T-Lymphozyten

B-Gedächtniszelle: Reserve-B-Lymphozyt nach Antigenkontakt

B-Lymphozyt: Vorläuferzelle der Plasmazelle

Plasmazelle: Sekretion von Antikörpern

T-Gedächtniszelle: Reserve-T-Lymphozyt nach Antigenkontakt

T-Helferzellen: Aktivierung und Vermehrung von B-Lymphozyten und zytotoxischen T-Lymphozyten

Zytotoxischer T-Lymphozyt: Zerstörung von Fremdzellen

Aufgabe 7.16 Lymphe

Lymphmenge, Lymphgefäße, venöse Blut, 2 Liter, Blutfiltrat, Lymphknoten, Lymphe, Dünndarmbereich, resorbierte Fette, Chylomikronen

Aufgabe 7.17 Lymphangitis/ Lymphadenitis

1. Lymphangitis: gelangen bei Verletzungen Erreger ins Gewebe, können sich die Lymphgefäße dort entzünden. Eine solche Lymphangitis tritt durch rot gefärbte Hautstreifen im Gefäßverlauf in Erscheinung.
2. Lymphadenitis: Erfasst die Entzündung einen Lymphknoten, schwillt dieser schmerzhaft an. Ein solches Geschehen wird als Lymphadenitis bezeichnet.

Aufgabe 7.18 Lymphknoten

1l, 2b, 3k, 4i, 5g, 6a, 7d, 8h, 9j, 10f, 11c, 12e

Aufgabe 7.19 Lymphatischer Rachenring

1. Die Mandeln bilden in ihrer Gesamtheit den lymphatischen Rachenring.
2. Sie kontrollieren immunologisch die Atemluft und vorbei gleitende Speisen und Getränke.

Aufgabe 7.20 Thymus

oberen Mediastinum, Lungen, oberem Herzrand, Keimblatt Entoderm, Mesoderm, Prägung, Lymphozyten, immunkompetenten T-Lymphozyten, Knochenmark, primäres lymphatisches Organ

Aufgabe 7.21 Antigen-präsentierende Zellen

1. Richtig ist „Antigenbruchstücke" statt „Antikörperbruchstücke"
2. Richtig ist „MHC-II-Molekülen" statt „MHC-I-Molekülen"

Kapitel 8

Aufgabe 8.1 Atemwege

1. Beteiligung an der Laut- und Stimmbildung

2. Luftbeförderung bei der Ein- und Ausatmung
3. Luftbefeuchtung
4. Reinigung und Kontrolle der Einatmungsluft

Aufgabe 8.2 Binnenraum des Kehlkopfs

1c, 2a, 3d, 4b

Aufgabe 8.3 Nasennebenhöhlen (Sinus paranasales)

1f, 2d, 3b, 4h, 5e, 6a, 7g, 8c

Aufgabe 8.4 Feinbau der oberen Atemwege

b, c

Aufgabe 8.5 Atmungsregulation

1c, 2a, 3b

Aufgabe 8.6 Rachen (Pharynx)

1i, 2e, 3b, 4k, 5g, 6a, 7j, 8f, 9h, 10l, 11c, 12d

Aufgabe 8.7 Stimm- und Lautbildung

b, c, d

Aufgabe 8.8 Feinbau der Luftröhre

respiratorischem Epithel, Schleimdrüsen, Flimmerhaare, rachenwärts, Schleim, haftende Teilchen, Luftröhrenwand, hufeisenförmige Knorpelspangen

Aufgabe 8.9 Lungen (Pulmones)

1c, 2g, 3d, 4a, 5f, 6j, 7k, 8i, 9h, 10e, 11b

Aufgabe 8.10 Lungenhilum

1. Hauptbronchus
2. Lungenschlagader (A. pulmonalis)
3. Lungenvene (V. pulmonalis)

Aufgabe 8.11 Brustfell (Pleura)

serösen Haut, Lungengewebe, Lungenfell, Lungenhilum, Rippenfell, Mediastinum, Brustwand, Zwerchfell, Pleurablättern, Pleuraspalt, kapillärer Spalt, Flüssigkeitsfilm

Aufgabe 8.12 Bronchialbaum

1b, 2e, 3g, 4c, 5d, 6a, 7f

Aufgabe 8.13 Bronchioli

1. Statt „einschichtiges Plattenepithel" ist „einreihiges Flimmerepithel" richtig
2. Statt „dünne Muskelschicht" ist „dicke Muskelschicht" richtig.

Aufgabe 8.14 Nasenhöhlen

b, d

Aufgabe 8.15 Alveolarsäckchen

1c, 2h, 3a, 4d, 5g, 6b, 7c, 8f, 9e

Aufgabe 8.16 Akute und chronische Bronchitis

1. Akute Bronchitis ist eine häufige, akute Entzündung der Atemwege und meist viral bedingt. Hauptbeschwerden sind Husten und Atemnot durch die vermehrte Schleimproduktion.
2. Die chronische Bronchitis ist eine Entzündung der Atemwege mit Störung der Kinozilien, die durch Schadstoffe im Zigarettenrauch entsteht. Bei der chronischen Bronchitis bestehen vermehrte Schleimsekretion, Husten und Auswurf während je mindestens drei Monaten zweier aufeinander folgender Jahre.

Aufgabe 8.17 Asthma bronchiale

Atemnot, Ausatmung, Lungenblähung, Kontraktion, Bronchialmuskulatur, Schleim, Schleimhaut, Verengung, Luftwege, Lungenfunktionsstörung, obstruktive Ventilationsstörung

Aufgabe 8.18 Alveolarscheidewand

1c, 2e, 3g, 4a, 5d, 6f, 7b

Aufgabe 8.19 Surfactant

1. Surfactant besteht v.a. aus Phospholipiden, die auf der inneren Oberfläche der Alveole einen dünnen Film bilden.
2. Dieser Film setzt die Oberflächenspannung der Alveolen herab und verhindert deren Kollabieren.

Aufgabe 8.20 Lungenerkrankungen

b, e

Aufgabe 8.21 Ventilation

1d, 2f, 3b, 4a, 5c, 6e

Kapitel 9

Aufgabe 9.1 Bauchhöhle

1n, 2e, 3m, 4c, 5f, 6j, 7k, 8g, 9p, 10h, 11o, 12l, 13b, 14i, 15d, 16a

Aufgabe 9.2 Speiseröhre (Ösophagus)

Kehlkopfrachens, Ringknorpels, Kehlkopfs, drei physiologische Engen, Epithel, mehrschichtiges unverhorntes Plattenepithel, Submukosa, Drüsen, Schleim, Muskelschicht, quergestreifter, glatter Muskulatur

Aufgabe 9.3 Wandbau des Verdauungstraktes

1. Die Mukosa (Tunica mucosa), eine Schleimhaut, die häufig Ansammlungen von Lymphozyten enthält, welche zum sog. Schleimhaut-assoziierten lymphatischen Gewebe gehören.
2. Die Submukosa (Tela submukosa), eine Bindegewebsschicht zwischen Mukosa und Muskelschicht.
3. Die Muskularis (Tunica muscularis), eine Muskelschicht, die überwiegend aus glatter Muskulatur besteht und in einer inneren Ring- und einer äußeren Längsmuskelschicht angeordnet ist.
4. Die Adventitia (Tunica adventitia): Sie dient der bindegewebigen Einbettung des Verdauungstraktes in umgebende Strukturen.

Aufgabe 9.4 Mundhöhle

1e, 2d, 3b, 4g, 5a, 6f, 7h, 8c

Aufgabe 9.5 Zungenpapillen

1c, 2a, 3d, 4b

Aufgabe 9.6 Feinbau und Funktion des Magens

b, c

Aufgabe 9.7 Zahnaufbau

1g, 2c, 3k, 4d, 5l, 6e, 7a, 8f, 9m, 10i, 11j, 12n, 13b

Aufgabe 9.8 Funktion des Speichels

Muzine: Gleitbarmachen von Bissen

α-Amylase: Kohlenhydratspaltung

Immunglobulin A: Immunabwehr

Lysozym: Abtöten von Bakterien

Wachstumsfaktoren: Wundheilung

Bikarbonat: neutraler pH des Speichels

Aufgabe 9.9 Magendrüsen

1c, 2b, 3d, 4a

Aufgabe 9.10 Große Speicheldüsen

1c, 2d, 3b, 4a, 5e

Aufgabe 9.11 Erbrechen

Schutzreflex, Brechzentrum, verlängerten Mark, Zwerchfell, Einatmungsstellung, Speiseröhrenmuskulatur, Kehlkopf, Kontraktion, Bauchmuskulatur, oraler Entleerung, Magen.

Aufgabe 9.12 Zunge (Lingua)

1. Beförderung des Nahrungsbissens
2. Beteilung an der Immunabwehr
3. Lautbildung
4. Schmerzwahrnehmung
5. Temperatur- und Geschmackskontrolle des Nahrungsbissens

Aufgabe 9.13 Magen (Gaster)

1f, 2e, 3d, 4g, 5i, 6a, 7b, 8c, 9h

Aufgabe 9.14 Feinbau des Dünndarms

1b, 2c, 3a, 4e, 5f, 6d

Aufgabe 9.15 Appendizitis

1. Erbrechen
2. Fieber
3. rechtsseitiger Unterbauchschmerz
4. Übelkeit

Aufgabe 9.16 Dünn- und Dickdarm

1e, 2j, 3b, 4c, 5f, 6d, 7g, 8i, 9h, 10a

Aufgabe 9.17 Funktion des Dünndarms

1. „durch Pankreaslipasen" statt „durch Pankreaslipoaminasen"
2. „von den Saumzellen resorbiert" statt „von den Becherzellen resorbiert"
3. „von Lioproteinlipasen des Enthothels der Blutgefäße" statt „von Lipoproteinlipasen der Erythrozyten"
4. „von Leberzellen weiter verarbeitet"

statt „von Enterozyten des Krummdarms weiter verarbeitet"

Aufgabe 9.18 Dickdarm (Intestinum crassum)

a, c, e

Aufgabe 9.19 Mastdarm (Rektum)

1e, 2h, 3i, 4f, 5a, 6g, 7c, 8d, 9b

Aufgabe 9.20 Funktion und Motorik des Dickdarms

Eindickung, 100-200 ml, Speicherung, 1 ml Darminhalt, 1012 Bakterien, lokale Immunabwehr, Kontraktionswellen, Ringmuskulatur, Segmentationen, Massenbewegungen, vorwärts

Aufgabe 9.21 Dickdarmerkrankungen

b, c

Aufgabe 9.22 Gefäßversorgung des Magen-Darm-Trakts

1h, 2c, 3f, 4e, 5g, 6d, 7j, 8k, 9a, 10i, 11b

Aufgabe 9.23 Bauchspeicheldrüse

exokrinem Drüsengewebe, endokrine Zellinseln, Langerhans-Inseln, exokrinen Bauchspeicheldrüse, Verdauungsenzyme, Zymogengranula, Zwölffingerdarm

Aufgabe 9.24 Verdauungsenzyme des Bauchspeichels

Chymotrypsin, Trypsin, Elastase: Proteinspalt

Carboxypeptidasen, Aminopeptidasen: Aminosäureabspaltung

α-Amylase: Spaltung von Glykogen und Stärke

Lipasen: Spaltung von Fetten

Nukleasen: Abspaltung von Nukleotiden aus DNA, RNA

Aufgabe 9.25 Gallenwege und Pankreasgang

1b, 2f, 3a, 4c, 5e, 6d

Aufgabe 9.26 Galle und enterohepatischer Kreislauf

b, c

Aufgabe 9.27 Stoffwechselleistungen der Leber

1. Bildung von Plasmaproteinen
2. Bilirubinkonjugation
3. Entgiftung
4. Fettverdauung
5. Gallebildung
6. Harnstoffbildung
7. Konstanthaltung des Blut-Glukose-Spiegels

Aufgabe 9.28 Leber (Hepar)

1c, 2g, 3i, 4b, 5f, 6d, 7e, 8k, 9a, 10h,

Aufgabe 9.29 Vitamine

Folsäure: Nukleinsäuresynthese, Erythrozytenbildung (Mangelerscheinung: Anämie)

Niazin: zentrale Substanz im Energiestoffwechsel (Mangelerscheinung: Pellagra mit neurologischen Störungen, Hautentzündungen, Durchfall)

Vitamin B_1: Kohlenhydratstoffwechsel, Nerventätigkeit (Mangelerscheinung: Leistungsschwäche, Gewichtsabnahme, Muskelschwund, Beri-Beri)

Vitamin B_6: Aminosäurestoffwechsel (Mangelerscheinung: Nervenschäden, Hautentzündungen)

Vitamin B_{12}: Nukleinsäuresynthese, Bildung von Erythro- Leuko- und Thrombozyten (Mangelerscheinung: perniziöse Anämie)

Vitamin A: Sehvorgang, Wachstumsfaktor für Epithelzellen (Mangelerscheinung: Nachtblindheit, Hautschäden)

Vitamin C: Kollagensynthese, Antioxidans (Mangelerscheinung: Skorbut)

Vitamin K: Cofaktor bei der Bildung einiger Gerinnungsfaktoren (Mangelerscheinung: Störungen der Blutgerinnung)

Kapitel 10

Aufgabe 10.1 Lage und Gestalt der Nieren

c

Aufgabe 10.2 Hüllsystem der Nieren

1c, 2a, 3b

Aufgabe 10.3 Innerer Aufbau der Niere

1e, 2j, 3m, 4b, 5g, 6c, 7d, 8l, 9i, 10q, 11n, 12k, 13p, 14f, 15o, 16a, 17h

Aufgabe 10.4 Glomeruläre Filtrationsrate

1. Die glomeruläre Filtrationsrate ist das Flüssigkeitsvolumen, das von allen Nierenglomeruli pro Zeiteinheit filtriert wird.
2. Sie beträgt etwa 120 ml/min oder 180 Liter/Tag. Damit wird ca. 1/5 des renalen Plasmaflusses filtriert (= Filtrationsfraktion).

Aufgabe 10.5 Nierendurchblutung

1,2 Liter Blut/min, Größe, renaler Blutfluss, renale Plasmafluss, halb, arteriellem Blutdruck, 80-180 mmHg, Konstanthaltung, Nierendurchblutung, Autoregulation

Aufgabe 10.6 Blutgefäße der Niere

1f, 2k, 3d, 4m, 5i, 6c, 7o, 8a, 9g, 10l, 11n, 12p, 13e, 14b, 15j, 16h

Aufgabe 10.7 Elektrolythaushalt

Chlorid: wichtigstes Anion im Extrazellularraum, entscheidend für den osmotischen Druck im Extrazellularraum und eng verbunden mit dem Wasserhaushalt.

Kalium: wichtigstes Kation im Intrazellularraum, bedeutsam für die Erregungsübertragung im Nervensystem und am herzen.

Kalzium: wichtiger Bestandteil der Knochen und Zähne, bedeutsam für die Erregungsübertragung vom Nerv auf den Muskel und die Muskelkontraktion.

Magnesium: wichtig für viele Enzymreaktionen.

Natrium: wichtigstes Kation im Extrazellularraum, entscheidend (mit Chlorid) für den osmotischen Druck im Extrazellularraum und eng verbunden mit dem Wasserhaushalt.

Phosphat: Baustein von ATP und Zellmembranen, beteiligt am Aufbau von Knochen und Zähnen.

Aufgabe 10.8 Nierenkörperchen

1j, 2f, 3h, 4d, 5b, 6c, 7i, 8g, 9a, 10e

Aufgabe 10.9 Endokrine Funktionen der Niere

1b, 2c, 3a

Aufgabe 10.10 Regulation des Wasserhaushalts

1. Statt „120 mosm/kg Wasser“ ist „300 mosm/kg Wasser“ richtig
2. Statt „Überleitungsstück“ ist „Sammelrohr“ richtig

Aufgabe 10.11 Harnblase

1f, 2c, 3i, 4g, 5k, 6m, 7d, 8a, 9h, 10l, 11j, 12n, 13b, 14e

Aufgabe 10.12 Störungen des Säure-Basen-Haushalts

1. Metabolische Alkalose: kann z.B. durch gehäufte Erbrechen entstehen. Hierbei kommt es zum Verlust von Salzsäure des Magens und damit von Protonen Cl^--Ionen.
2. Metabolische Azidose: ist eine stoffwechselbedingte Anreicherung von H^+-Ionen (Protonen) im Blut. Ursache ist z.B. ein entgleister Diabetes mellitus.
3. Respiratorische Alkalose: bei dieser Störung sinkt durch eine gesteigerte Atmung (Hyperventilation) der CO_2-Partialdruck und damit die Kohlensäurekonzentration im Blut. dadurch nimmt auch die H^+-Ionen-Konzantration ab.
4. Respiratorische Azidose: tritt immer dann auf, wenn die Abatmung von CO_2 gestört ist und sich damit CO_2 bzw. Bikarbonat- und H^+-Ionen im Körper ansammeln. Die vermehrten H^+-Ionen

führen zu einer Azidose des Blutes, die als respiratorische Azidose bezeichnet wird.

Aufgabe 10.13 Renin-Angiotensin-Aldosteron-System

c, d

Kapitel 11

Aufgabe 11.1 Akzessorische Geschlechtsdrüsen

b, c, e

Aufgabe 11.2 Feinbau des Hodens

Bindegewebekapsel, Tunica albuginea, Kapsel, Bindegewebesepten, Innere, Hodenläppchen, Läppchen, Samenkanälchen, Hodenzwischenzellen, lockeres Bindegewebe, Blut- und Lymphgefäßen

Aufgabe 11.3 Männliche Geschlechtsorgane

1d, 2l, 3g, 4p, 5b, 6k, 7o, 8e, 9i, 10a, 11n, 12m, 13f, 14h, 15c, 16j

Aufgabe 11.4 Wirkung der Androgene

1. Aufrechterhaltung der normalen Knochenstruktur
2. Förderung von Ausbildung der sekundären Geschlechtsmerkmale
3. Förderung von Muskel- und Knochenwachstum und Knochenreifung mit Abschluss des Längenwachstums
4. Stimulation des Geschlechtstriebs
5. Reifung und Erhaltung des Keimepithels
6. Steuerung der Abgabe von Gonadotropinen aus der Hypophyse
7. Wachstum von Hoden, Nebenhoden, Penis und akzessorischen Geschlechtsdrüsen

Aufgabe 11.5 Steuerung der Samenzellbildung

c

Aufgabe 11.6 Männliches Glied (Penis)

1e, 2p, 3h, 4d, 5l, 6f, 7b, 8m, 9q, 10o, 11i, 12j, 13g, 14n, 15a, 16k, 17c

Aufgabe 11.7 Feinbau des Eierstocks

Bindegewebe, Tunica albuginea, Innere, inneres Mark, äußere Rinde, Mark, faserarmem Bindegewebe, Blut- und Lymphgefäße, Grundgewebe, Rinde, zellreiches Bindegewebe, Eizellen, Pubertät, hormonell, Zyklus, sprungreifen Eiern

Aufgabe 11.8 Follikelstadien

1c, 2a, 3d, 4b

Aufgabe 11.9 Geschlechtsorgane im weiblichen Becken

1o, 2d, 3r, 4q, 5j, 6h, 7b, 8m, 9f, 10g, 11a, 12n, 13c, 14k, 15p, 16l, 17e, 18i

Aufgabe 11.10 Eisprung (Ovulation)

1. Statt „Kurz nach dem Eisprung“ ist „Kurz vor dem Eisprung“ richtig
2. Statt „tritt die Oozyte II in die Zweite Reifeteilung“ ist „schließt die Oozyte II die zweite Reifeteilung ab“ richtig

Aufgabe 11.11 Gebärmutter (Uterus)

1b, 2a, 3d, 4c

Aufgabe 11.12 Weibliche Geschlechtsorgane

1c, 2i, 3g, 4a, 5m, 6k, 7b, 8l, 9h, 10p, 11j, 12o, 13e, 14f, 15n, 16d

Aufgabe 11.13 Eileiter

c

Aufgabe 11.14 Scheide (Vagina)

abgeplatteter, bindegewebiger Muskelschlauch, oberen Ende, Gebärmutterhals, untere Scheidenende, Beckenboden, Scheidenvorhof, kleinen Schamlippen, Mastdarm, Harnblase, Harnröhre

Kapitel 12

Aufgabe 12.1 Erste Entwicklungswoche

Zellteilungen, Furchungen, Tochterzellen, Blastomeren, 12-16-Zellstadium, Morula, Zona pellucida, Keim, Eileiter, Gebärmutterhöhle, Blastozyste

Aufgabe 12.2 Fruchtformen

1b, 2c, 3a

Aufgabe 12.3 Befruchtung und Einnistung

1g, 2l, 3i, 4d, 5j, 6f, 7e, 8b, 9c, 10h, 11k, 12a

Aufgabe 12.4 HCG (humanes Choriongonadotropin)

1. HCG erhält den Gelbkörper bis zum Ende des 2. Schwangerschaftsmonats und regt die Bildung von Östrogenen und Gestagenen an.
2. HCG tritt nicht ins Blut über, sondern wird auch mit dem Harn ausgeschieden und ist die Grundlage für die immunologischen Blut- bzw. Urin-Schwangerschaftstests.

Aufgabe 12.5 Dritte Entwicklungswoche

b

Aufgabe 12.6 Postnatale Veränderungen des Blutkreislaufs

1c, 2g, 3b, 4f, 5e, 6d, 7a

Aufgabe 12.7 Weiterentwicklung des Chorion

Trophoblastzotten, Mesodermzellen, Wandauskleidung, Chorionhöhle, bindegewebigen Kern, Blutgefäße, Zotten, Chorionzotten, Differenzierung, endgültigen Zotten, Plazenta

Aufgabe 12.8 Abkömmlinge der drei Keimblätter

Ektoderm: Nervensystem, Sinnesepithelien, Nebennierenmark, Hypophyse, Oberhaut, Hautanhangsgebilde

Mesoderm: Binde- und Stützgewebe, Muskelgewebe, (einschl. Herz), seröse Häute (z.B. Perikard), Gefäße, Blut- und Abwehrzellen, Milz, Lymphknoten, Nebennierenrinde, Großteile des Harnsystems und der inneren Geschlechtsorgane

Ektoderm: Epithelien des Verdauungstraktes, Verdauungsdrüsen (z.B. Leber), Epithelien des Atemsystems, Schilddrüse, Nebenschilddrüsen, Mandeln, Thymus, Teile des Harnsystems und der Geschlechtsorgane

Aufgabe 12.9 Entwicklung der Plazenta

1c, 2f, 3l, 4p, 5j, 6a, 7h, 8b, 9i, 10k, 11g, 12q, 13e, 14n, 15o, 16m, 17d

Aufgabe 12.10 Fetalzeit

b

Aufgabe 12.11 Geburt

1. Eröffnungsphase: Diese Phase bezeichnet die Zeit vom Einsetzen regelmäßiger Wehen bis zur Eröffnung des Muttermundes. Die Eröffnungswehen treten immer schneller auf, schieben den kindlichen Kopf nach unten. Damit wird auch die Fruchtblase in den Gebärmutterhalskanal gedrückt.
2. Austreibungsphase: Mit der vollständigen Eröffnung des Muttermundes beginnt die Austreibungsphase, die mit der Geburt des Kindes endet. Neben der Wehentätigkeit der Gebärmutter erfolgen jetzt auch Kontraktionen der Bauchmuskulatur (Presswehen).
3. Nachgeburtsphase: Die Plazenta löst sich von der Gebärmutter und wird zusammen mit den Eihäuten ausgestoßen. Dabei verletzte Gefäße der Dezidua führen zu vorübergehenden Blutungen. Die Gebärmuttermuskulatur zieht sich in dieser Phase spontan zusammen, sodass die Blutgefäße abgedrückt werden und die Blutungen zum Stillstand kommen

Kapitel 13

Aufgabe 13.1 Nebennierenrinde

1. Glukoseneubildung (Glukoneogenese)
2. Fettabbau (Lipolyse)
3. Proteinabbau (Proteolyse)
4. Hemmung von Entzündungen (antientzündlicher Effekt)
5. Unterdrückung von Abwehrmechanismen (Immunsuppression).

Aufgabe 13.2 Nebenschilddrüsenerkrankungen

b

Aufgabe 13.3 Bestandteile des Hormonsystems

1d, 2h, 3i, 4b, 5f, 6j, 7g, 8c, 9k, 10a, 11e

Aufgabe 13.4 Hypophysenhinterlappen

Nervenzellansammlungen, Axone, Hypophyse, Axonbündel, Hypophysenhinterlappen, Blutkapillaren, Neurosekretion, Neurogliazellen, Pituizyten

Aufgabe 13.5 Hypophysenvorderlappen (Adenohypophyse)

1b, 2a, 3d, 4e, 5c

Aufgabe 13.6 Hypothalamus-Hypophysen-System

1c, 2i, 3e, 4b, 5h, 6f, 7d, 8a, 9g, 10j

Aufgabe 13.7 Schilddrüse (Gl. thyroidea)

1. Statt „aus lockerem Bindegewebe" ist „aus straffem Bindegewebe" richtig.
2. Statt „Thyroxin" ist „Kalzitonin" richtig.

Aufgabe 13.8 Pankreasinseln (Langerhans-Inseln)

b

Aufgabe 13.9 Lage der Schilddrüse

1h, 2j, 3e, 4c, 5b, 6g, 7d, 8i, 9m, 10l, 11p, 12o, 13n, 14k, 15f, 16a

Aufgabe 13.10 Hypo- und Hyperthyreose

Beschwerden bei Hyperthyreose: Grundumsatz erhöht, körperlich unruhig und nervös, Schlaflosigkeit, Wärmeunverträglichkeit, Schwitzen, Gewichtsabnahme trotz Heißhungers, Blutdruck erhöht, erhöhte Herzarbeit, Durchfall

Beschwerden bei Hypothyreose: Grundumsatz erniedrigt, körperlich und geistig träge, Müdigkeit, Kälteempfindlichkeit, teigige und verdickte Haut (Myxödem), Gewichtszunahme, Blutdruck erniedrigt, niedrige Herzfrequenz, Verstopfung

Kapitel 14

Aufgabe 14.1 Hirnnerven

1d, 2m, 3f, 4j, 5l, 6h, 7b, 8k, 9a, 10i, 11c, 12e, 13g

Aufgabe 14.2 Gliederung des Nervensystems

1. Autonomes Nervensystem ist der Teil des Nervensystems, der die Eingeweidetätigkeit steuert und weitgehend unbewusst funktioniert.
2. Somatisches Nervensystem ist Teil des Nervensystems, der u.a. der Innervation der Skelettmuskulatur und der bewussten Wahrnehmung von Sinneseindrücken dient.

Aufgabe 14.3 Aktionspotenzial

zwei Phasen, Depolarisation, Repolarisation, Initialsegments, Axon, Synapse, postsynaptische Potenziale, Dendriten

Aufgabe 14.4 Chemische Synapse

1f, 2c, 3d, 4h, 5g, 6a, 7i, 8e, 9j, 10b

Aufgabe 14.5 Neurogliazellen

1c, 2a, 3b, 4f, 5d, 6e

Aufgabe 14.6 Afferenzen und Efferenzen im PNS

b

Aufgabe 14.7 Gliederung des Gehirns

1f, 2c, 3j, 4o, 5h, 6b, 7k, 8n, 9e, 10m, 11i, 12a, 13l, 14d, 15g

Aufgabe 14.8 Schlaganfall (Apoplex)

1. Am häufigsten besteht eine Durchflussstörung (Verengung, Verstopfung) der mittleren Großhirnarterie, seltener eine Massenblutung in das Gehirn hinein.
2. Häufige Folgen sind eine unterschiedlich ausgeprägte Halbseitenlähmung, ebenfalls halbseitige sensorische Ausfälle, Sprachstörungen und Bewusstseinsstörungen.

Aufgabe 14.9 Großhirn (Telencephalon)

1. Statt „50% der Hirnmasse" ist „80% der Hirnmasse" richtig.

2. Statt „graue Substanz" ist „weiße Substanz" richtig.

Aufgabe 14.10 Großhirnlappen

1c, 2f, 3h, 4a, 5b, 6g, 7i, 8e, 9d

Aufgabe 14.11 Bahnen

1b, 2c, 3a

Aufgabe 14.12 Basalganglien

1. Als Basalganglien bezeichnet man Einlagerungen der grauen Substanz in die weiße Substanz des Großhirns in Form von Kernen.
2. Sie sind Bestandteil eines komplizierten Kontrollsystems v.a. für die Somatomotorik.

Aufgabe 14.13 Rindenfelder

1b, 2h, 3c, 4g, 5e, 6l, 7j, 8i, 9a, 10k, 11f, 12d

Aufgabe 14.14 Elektroenzephalogramm

Erregungsbildung und -leitung, Nervenzellen, Hirnrinde, Spannungs- oder Potenzialschwankungen, Amplitude, Frequenz, Summe, Potenzialschwankungen

Aufgabe 14.15 Hypothalamus

Der Hypothalamus spielt eine wichtige Rolle für die Steuerung von:

1. Blutdruck und Flüssigkeitshaushalt
2. Energiehaushalt und Nahrungsaufnahme
3. Fortpflanzung
4. Funktionen des Hypophysenvorderlappens
5. Körpertemperatur
6. Schlaf-Wach-Rhythmus.

Aufgabe 14.16 Zwischenhirn (Diencephalon)

1c, 2b, 3g, 4i, 5e, 6h, 7d, 8f, 9j, 10a

Aufgabe 14.17 Schlafstadien

c

Aufgabe 14.18 Morbus Parkinson

1. Bewegungsarmut (Akinesie): Verlangsamung und Verminderung willkürlicher und automatischer Bewegungen, z.B. Verarmung der Mimik
2. Muskelsteife (Rigor): erhöhte Muskelgrundspannung (zu steife Muskeln), vor allem bei passiven Bewegungen
3. Muskelzittern (Tremor): grobschlägiges, relativ langsames Ruhezittern vor allem der Hände

Aufgabe 14.19 Hirnstamm

1c, 2f, 3a, 4i, 5j, 6b, 7g, 8e, 9d, 10k, 11h

Aufgabe 14.20 Kleinhirn (Cerebellum)

hinteren Schädelgrube, seitlichen Kleinhirnhemisphären, unpaaren Kleinhirnwurm, Furchen, Lappen, Läppchen, feine Querwindungen

Aufgabe 14.21 Kleinhirnschädigungen

1b, 2c, 3d, 4a

Aufgabe 14.22 Innerer Aufbau des Rückenmarks

1a, 2b, 3e, 4f, 5c, 6h, 7g, 8d, 9i

Aufgabe 14.23 Rückenmarknerven

a, c, e

Aufgabe 14.24 Formatio reticularis

1. Regulation von Atmung und Herz-Kreislauf
2. Regulation von Erbrechen und Harnabgabe
3. Beeinflussung von höheren Hirnleistungen, z.B. die Stimmungslage
4. Schlüsselrolle bei der Bewegungskoordination
5. Steuerung der Bewusstseinslage und des Schlaf-Wach-Rhythmus
6. Unterdrückung von Schmerzen

Aufgabe 14.25 Limbisches System

1f, 2j, 3d, 4h, 5c, 6i, 7b, 8k, 9e, 10g, 11a

Aufgabe 14.26 Sensorische und motorische Systeme

1b, 2c, 3a, 4e, 5f, 6d

Aufgabe 14.27 Eigenapparat des Rückenmarks

a, c, e

Aufgabe 14.28 Arterien des Gehirns

1d, 2f, 3b, 4h, 5j, 6a, 7g, 8e, 9i, 10c

Aufgabe 14.29 Circulus arteriosus cerebri

Verbindungsäste, Arterien, Hirnhälfte, Hirnbasis, arterieller Gefäßring, Blutaustausch, Hirnarterien, hintere Verbindungsarterie, innere Halsarterie, hinteren Großhirnarterie, vordere Verbindungsarterie, vorderen Großhirnarterien

Aufgabe 14.30 Aneurysmen

1. Aneurysmen sind Aussackungen von Arterienwänden. Im Bereich des Gehirns treten sie meist an der Hirnbasis auf. Reißt ein Aneurysma, kommt es zu einer plötzlichen Blutung, bevorzugt in den Subarachnoidalraum.
2. Typische Symptome sind heftigste Kopfschmerzen, Übelkeit und Erbrechen sowie je nach Ausprägung Bewusstseinsstörung oder Bewusstlosigkeit.

Aufgabe 14.31 Liquorräume

1a, 2r, 3k, 4e, 5d, 6l, 7n, 8o, 9m, 10h, 11p, 12c, 13g, 14f, 15b, 16q, 17i, 18j

Aufgabe 14.32 Lernen und Gedächtnis

b, c, e

Aufgabe 14.33 Hirn- und Rückenmarkhäute

1b, 2c, 3d, 4a

Aufgabe 14.34 Venen des Gehirns

1d, 2h, 3b, 4g, 5e, 6a, 7f, 8c

Aufgabe 14.35 Gehirn (Encephalon)

lebenswichtiges Steuerzentrum, Sitz, bewussten Handlungen, Empfindungen, Gewicht, 1100-1500g, 2% des Körpergewichts, flüssigkeitsgefülltes Hohlraumsystem, vier Hirnkammern, Gehirn-Rückenmarks-Flüssigkeit

Aufgabe 14.36 Autonomes Nervensystem

Blutgefäße: Sympathikus (Verengung), Parasympathikus (keine Wirkung bekannt)

Bronchien: Sympathikus (Erweiterung), Parasympathikus (Verengung)

Herzmuskel: Sympathikus (Zunahme von Pulsrate und Kontraktionskraft), Parasympathikus (mäßige Abnahme von Pulsrate und Kontraktionskraft)

Magen-Darm-Trakt: Sympathikus (Verminderung von Tonus und Bewegungen, Sphinkteren kontrahiert), Parasympathikus (Steigerung von Tonus und Bewegungen, Sphinkteren entspannt)

Pupille: Sympathikus (Erweiterung), Parasympathikus (Verengung)

Sexualorgane beim Mann: Sympathikus (Auslösung der Ejakulation), Parasympathikus (Auslösung der Erektion)

Speicheldrüsen: Sympathikus (Verminderung der Sekretion), Parasympathikus (Steigerung der Sekretion)

Tränendrüse: Sympathikus (Steigerung der Sekretion), Parasympathikus (Steigerung der Sekretion)

Verdauungsdrüsen: Sympathikus (Verminderung der Sekretion), Parasympathikus (Steigerung der Sekretion)

Kapitel 15

Aufgabe 15.1 Geruchssinn

1g, 2d, 3f, 4a, 5b, 6h, 7k, 8j, 9e, 10i, 11c

Aufgabe 15.2 Oberflächensinn

1c, 2f, 3b, 4a, 5d, 6e

Aufgabe 15.3 Sehbahn

1. Bilder aus dem seitlichen Gesichtsfeld eines Auges werden auf der Nasenseite der Netzhaut abgebildet, aus dem mittleren Gesichtsfeld auf der Schläfenseite.
2. Die Nervenfasern ziehen mit dem Sehnerv zur Sehnervenkreuzung. Dort kreuzen die Axone der mittleren Netzhautanteile, sodass in Sehstrang und Sehstrahlung die Bilder der linken Netzhauthälften in der linken, die der rechten Netzhauthälften in der rechten Gehirnhälfte verlaufen.

3. Die Verarbeitung erfolgt dann in der primären Sehrinde des Hinterhauptlappens.

Aufgabe 15.4 Augenkammern und Kammerwasser

1g, 2a, 3k, 4j, 5e, 6d, 7l, 8b, 9f, 10h, 11c, 12i

Aufgabe 15.5 Geschmackssinn

c, d, e

Aufgabe 15.6 Auge und Sehsinn

Sehsystem, bewusste Wahrnehmung, Bildern, Helligkeiten, Farben, Bildaufnahmeorgan, Augapfel, knöchernen Augenhöhle, Hilfseinrichtungen, Augenlider, Tränenapparat

Aufgabe 15.7 Abschnitte des Ohrs

1m, 2c, 3g, 4p, 5e, 6n, 7l, 8i, 9a, 10f, 11j, 12o, 13d, 14k, 15b, 16h

Aufgabe 15.8 Ziliarkörper

1. Statt „quergestreifte Ziliarmuskel" ist „glatte Ziliarmuskel" richtig.
2. Statt „einschichtigen Ziliarepithel" ist „zweischichtigen Ziliarepithel" richtig

Aufgabe 15.9 Pupillenreaktion

1. Bei starkem Lichteinfall werden die Pupillen eng gestellt. Dadurch wird die Menge des in den Augapfel einfallenden Lichts begrenzt.
2. Umgekehrt werden die Pupillen durch die Tätigkeit des Pupillenöffners bei Helligkeitsabnahme weiter gestellt.
3. Diese Regulierung der Pupillenweite erfolgt reflektorisch; sie wird u.a. über das Mittelhirn gesteuert.

Aufgabe 15.10 Gleichgewichtssinn

1f, 2b, 3j, 4h, 5c, 6e, 7i, 8g, 9a, 10k, 11d

Aufgabe 15.11 Akkomodation

1b, 2c, 3a

Aufgabe 15.12 Eingeweidesinn

Statt „somatosensorische Nervenfasern" ist „viszerosensorische Nervenfasern" richtig

Aufgabe 15.13 Schichten der Netzhaut

1c, 2k, 3o, 4m, 5r, 6e, 7g, 8a, 9p, 10f, 11q, 12j, 13d, 14l, 15b, 16h, 17n, 18i

Aufgabe 15.14 Zellen der Netzhaut

1d, 2c, 3b, 4e, 5a

Aufgabe 15.15 Grüner Star (Glaukom)

1. Beim grünen Star oder Glaukom ist der Augeninnendruck erhöht.
2. Häufige Ursache ist bei älteren Menschen eine Abflussbehinderung im Kammerwinkel.
3. Unbehandelt führt der erhöhte Augeninnendruck zu Netzhaut- und Sehnervenschädigungen.

Aufgabe 15.16 Äußere Augenmuskeln

1c, 2e, 3g, 4a, 5h, 6f, 7i, 8d, 9j, 10b

Kapitel 16

Aufgabe 16.1 Hautanhanggebilde

1l, 2h, 3f, 4d, 5a, 6m, 7k, 8g, 9i, 10c, 11j, 12e, 13b

Aufgabe 16.2 Funktionen der Haut

1. Schutz vor schädigenden Umwelteinflüssen und vor Krankheitserregern
2. Schutz vor Wasserverlust
3. Sinneswahrnehmung aus der Umwelt (Oberflächensinn)
4. Temperaturregulation
5. Wärmeisolation und Energiespeicherung

Aufgabe 16.3 Hautschichten

a, c, e

Aufgabe 16.4 Nägel

1d, 2g, 3c, 4b, 5e, 6a, 7f, 8h

Aufgabe 16.5 Zelltypen der Oberhaut

1c, 2d, 3b, 4a

Aufgabe 16.6 Weibliche Brustdrüse

1k, 2i, 3e, 4a, 5g, 6c, 7l, 8b, 9d, 10h, 11j, 12f

Aufgabe 16.7 Talg-, Duft- und Schweißdrüsen

b, c